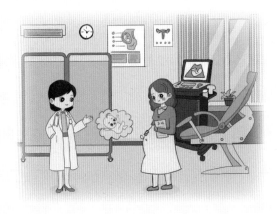

组织编写　中国妇幼健康研究会科普专业委员会

丛书总主编　张　巧

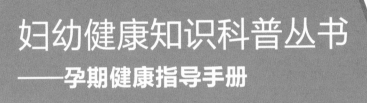

妇幼健康知识科普丛书
——孕期健康指导手册

主　编　徐先明

副主编　李菲菲　杨悦旻　成德翠　陈　莉

编　委（以姓氏笔画为序）

王　丽　　王红坤　　甘旭培　　卢　聪　　刘明敏

刘雯彧　　苏　尧　　李秋红　　杨海英　　吴婷婷

张　进　　张　娟　　张东耀　　邵嘉申　　范宽华

周王琪　　贾洁艳　　翁剑蓉　　诸　艳　　潘佳蔚

人民卫生出版社

·北　京·

图书在版编目（CIP）数据

孕期健康指导手册 / 徐先明主编 . —北京：人民
卫生出版社，2023.6
（妇幼健康知识科普丛书）
ISBN 978-7-117-34951-2

Ⅰ.①孕⋯　Ⅱ.①徐⋯　Ⅲ.①孕妇 —妇幼保健 —手册
Ⅳ.①R715.3–62

中国国家版本馆 CIP 数据核字（2023）第 105325 号

人卫智网	www.ipmph.com	医学教育、学术、考试、健康，
		购书智慧智能综合服务平台
人卫官网	www.pmph.com	人卫官方资讯发布平台

妇幼健康知识科普丛书
——孕期健康指导手册
Fuyou Jiankang Zhishi Kepu Congshu
——Yunqi Jiankang Zhidao Shouce

主　　编：徐先明
出版发行：人民卫生出版社（中继线 010-59780011）
地　　址：北京市朝阳区潘家园南里 19 号
邮　　编：100021
E - mail：pmph @ pmph.com
购书热线：010-59787592　010-59787584　010-65264830
印　　刷：北京顶佳世纪印刷有限公司
经　　销：新华书店
开　　本：889 × 1194　1/32　印张：5.5
字　　数：153 千字
版　　次：2023 年 6 月第 1 版
印　　次：2023 年 7 月第 1 次印刷
标准书号：ISBN 978-7-117-34951-2
定　　价：30.00 元

打击盗版举报电话：010-59787491　E-mail：WQ @ pmph.com
质量问题联系电话：010-59787234　E-mail：zhiliang @ pmph.com
数字融合服务电话：4001118166　E-mail：zengzhi @ pmph.com

妇幼健康知识科普丛书

总 顾 问 江　帆

顾　　问 张世琨　魏丽惠　李　坚

总 主 编 张　巧

丛书编委会成员（以姓氏笔画为序）

王　芳（电子科技大学医学院附属妇女儿童医院）

王建东（中国人民解放军总医院第一医学中心）

毛　萌（四川大学华西第二医院）

华　彬（北京医院）

刘文利（北京师范大学）

孙丽洲（南京医科大学第一附属医院）

李　叶（北京医院）

李　莉（首都医科大学附属北京儿童医院）

李　瑛（江苏省卫生健康发展研究中心）

李从铸（汕头大学医学院附属肿瘤医院）

张　巧（北京医院）

赵卫东（中国科学技术大学附属第一医院）

胡丽娜（重庆医科大学附属第二医院）

徐先明（上海交通大学医学院附属第一人民医院）

章红英（首都医科大学）

学术秘书 苗　苗（北京医院）

序 言

　　中国有 14 亿总人口,妇女儿童 8.8 亿,妇女儿童健康问题始终是人类社会共同面对的基础性、全局性和战略性问题,对人口安全、经济社会发展以及国家的全面发展都具有重大意义。妇幼健康是衡量人民健康水平的重要标志,也是一个国家文明程度的重要标志。面对当今世界百年未有之大变局,我们不仅要全力守卫妇女儿童生命安全与健康,更要从民族复兴、国家安全的高度,不断增进妇女儿童的健康福祉,这是全社会的共同责任。

　　习近平总书记多次强调,科技创新、科学普及是实现创新发展的两翼,要把科学普及放在与科技创新同等重要的位置。中国妇幼健康研究会始终坚持把提升妇幼健康领域的科技创新和推进科学普及作为同等重要的职责,团结凝聚各专业领域的权威专家和学科带头人,既加快学科发展,又把科普作为重点任务,共同积极推进,为提升妇女儿童健康水平作贡献。中国妇幼健康研究会于 2020 年 8 月专门成立了科普专业委员会,就是要在补短板上下功夫,探索科普之路,学会科普的方式方法,努力在妇幼健康领域多出精品,为实现新时代健康中国建设战略目标、提升妇女儿童健康水平提供重要的支撑。

　　我们高兴地看到,科普专业委员会在张巧主任委员带领下,各位专家齐心合力,针对妇女儿童健康需求,精心策划编撰了"妇幼健康知识科普丛书"。这套丛书内容丰富,覆盖了婴幼儿、青少年、孕妇、中老年的全生命周期,还详细介绍了生殖与避孕、女性肿瘤、乳腺疾病等妇科常见疾病的预防与治疗知识。这套丛书集科学性、独创性、通俗性、艺术性为一体,是一次生动而有意义的积极尝试。

　　参与这套科普丛书编写的专家,均为本领域优秀的权威专家,亲历了国家发展与进步的历史进程,几十年风风雨雨的经历与专业经验,形成了他们特有的品质与情怀,他们带着承前启后、继往开来的职责和使命,完成了编写。相信这是一套高品质的科普丛书,广大读者会在这里找到解决困惑与问题的满意答案。

　　这是一次难得的科普实践,是为提升公民科学素质做的一件惠及百姓的实事,也是各位专家一道向建党百年华诞的献礼！感谢各位专家的努力与付出！

　　最后,对本丛书的成功出版表示由衷祝贺！

第十二届全国人大农业与农村委员会副主任委员
国家卫生健康委员会原副主任
中国妇幼健康研究会会长

2021 年 6 月

前　言

　　妇女儿童健康是全民健康的重要基石,是衡量社会文明进步的标尺,同时也关系到每个家庭的幸福与社会和谐,关系到经济社会可持续发展和民族未来。新中国成立之初,我国孕产妇死亡率高达 1 500/10 万,婴儿死亡率高达 200‰,经过多年努力,我国孕产妇死亡率持续下降,提前实现联合国千年发展目标,并且已经位居全球中高收入国家前列。2022 年 7 月 12 日,国家卫健委发布 2021 年卫生健康事业发展统计公报,我国孕产妇死亡率下降到 16.1/10 万。孕产妇死亡率即每万例活产或每十万例活产中孕产妇的死亡数。从妊娠开始到产后 42 天内,因各种原因(除意外事故)造成的孕产妇死亡均计在内。每天约有 1 000 名妇女死于与妊娠和分娩有关的可预防疾病。所有孕产妇死亡中有 99% 发生在发展中国家。在农村地区及贫困和教育程度较低的群体中,产妇死亡率较高,而且大多数是可以预防的。世界卫生组织(World Health Orgnization,WHO)把孕产妇死亡原因总结为"三大延误",延误就诊、延误诊断、延误治疗,即孕产妇有病没有及时到医院就诊,到了医院医生没有给予及时和正确的诊断,及时诊断后但没有给予及时和正确的治疗。因此减少孕产妇死亡需要围绕上述三个延误下功夫。首先，孕产妇本人应重视孕产期保健知识的学习，知道如何防止出现妊娠期的一些合并症及并发症等，在出现了合并症及并发症时什么时间应及时去医院就诊等。显然，这需要对孕产期常见的一些生理病理问题进行归纳、整理，让孕产妇及其家属对这些知识有个初步了解。只有懂得这些知识并付诸实践才能使孕期各种合并症及并发症发生率大大下降。同时，对于已经发生的合并症及并发症，孕产妇应第一时间到医院就诊，医务人员也需要全面掌握各种合并症及并发症的相关预防和诊疗知识，只有这样才不至于出现延误就诊、延误诊断、延误治疗的问题，最终达到大幅降低孕产妇死亡的目的。当然，孕产妇死亡多数是一个病情逐步发生、发展的过程及最终结果，因此对于孕产期疾病的预防、诊断及治疗应做到全方位管理，才不至于出现严重后果。正是基于以上考虑，编者按照从备孕、孕早期、孕中期、孕晚期到产时和产后不同阶段，对孕产妇及家属，甚至是低年制专业人员必须掌握的相关知识进行梳理，以期能给目标读者在保障母婴健康和降低孕产妇及围生儿死亡率方面带来益处。

　　本书用通俗易懂的语言逐个讲述孕产期知识，试图以问答形式给读者一目了然的感受；尽量做到兼具学术性与科普性，面向广大孕产妇及其家属，同时对低年制专业人员也有较好的参考价值；着重让孕产妇了解孕前如何备孕、孕期如何保健、如何识别一些生理与病理问题、如何采取应对措施、防止疾病隐患遗漏导致孕产妇健康受损甚至生命受到严重威胁。

　　本书的编写过程，得到妇产科硕士张东耀大力支持，在此一并表示诚挚感谢!

　　感谢全体编写人员的无私付出,但由于我们学识有限,书中难免存在不妥和疏漏之处,诚恳期望广大同行专家和读者在阅读过程中不吝批评指正。

徐先明

2023 年 1 月

目　录

第三章　孕中期(孕 14 周~孕 27 周$^{+6}$)⋯⋯⋯⋯⋯⋯⋯ 57

第一章 备孕期(孕前至少 3 个月到怀孕)

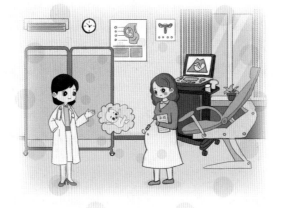

1. 适龄女性备孕

（1）你是适龄女性吗

对于健康女性来说,25~29 岁是生育力最旺盛的阶段。因为这段时期女性卵子质量较好,受孕成功率较高,妊娠期、分娩期和产后期并发症最少,胎儿发生出生缺陷的风险也较低,有利于母婴健康。如果女性未满 18 岁或超过 35 岁,则是怀孕不良结局的危险因素,会导致难产或影响胎儿发育。

（2）适龄女性备孕的方法有哪些

备孕方法包括:①孕前检查:建议在怀孕前 3~6 个月做检查,包括夫妻双方,排除一些不利于怀孕的因素和遗传病,做到有备无患。孕前 3~6 个月无论是营养方面,还是接种疫苗方面(孕前根据自身情况可以考虑接种 5 种疫苗:风疹疫苗、乙肝疫苗、甲肝疫苗、流感疫苗、水痘疫苗),都留有相应充足的时间。一旦孕前检查发现其他问题,还有时间进行干预治疗。所以,至少提前 3 个月进行孕前检查为宜,而且夫妇双方应同时进行。②提前 3 个月补充叶酸:谨遵医嘱,备孕前 3 个月,女性就要开始补充体内叶酸,婚检中心会发放或去正规药店购买即可。男性可以吃也可以不吃。另外也可多补充一些钙、铁等微量元素,有助于受孕后胎儿的正常发育。③调理身心,锻炼身体:在备孕的前半年,夫妻双方就要有意识地去调整饮食作息等,避免接触有害的物质和环境,避免饮酒熬夜,养成良好规律的生活习惯,保持身心愉悦,松弛有度。④测排卵期:备孕前几个月女性要记下自己月经的周期及天数,看是否规律,如不规律要及时调整。根据月经周期推测大致的排卵期,提高怀孕率。排卵期的测定可去医院检查卵泡或购买排卵试纸自行检测。

（陈 莉）

2. 高龄孕产妇

(1)什么是高龄孕产妇

医学上把年龄≥35岁的产妇,或受孕时为34岁以上的产妇,称为高龄孕产妇。如果你符合以上标准,医生就会在病历上写上:高年初产;或高年经产;或高龄孕产妇,然后再给你贴上一个有颜色的标签"高危妊娠"。为什么不是其他年龄呢?这和30年前的唐氏综合征诊断率有关。在那个时代,35岁女性怀孕,孩子患唐氏综合征的概率是1/200,做羊膜腔穿刺进行诊断所导致的流产率也是1/200。随着年龄的增加,胎儿患唐氏综合征的风险会明显上升,而羊膜腔穿刺手术本身所导致的流产率并不增加,所以超过这个年龄直接做羊膜腔穿刺是可行的,所以就把35岁定义为"高龄孕产妇"的年龄界限。

(2)为什么高龄孕产妇越来越多了

其一,持续密集的生育政策(二孩、三孩政策)出台,一批80后女性积极响应国家号召。其二,生娃容易,养娃难。如今社会的养儿成本极高,孩子的奶粉钱、从幼儿园到大学的教育培训成本、花费的精力,都越来越重,所以现代女性通常在自身经济状况稍稳定的情况下才考虑备孕。其三,女性人生观和价值观的改变,以往女性的核心就是"相夫教子",婚后成为全职太太,现在女性在结婚问题上考虑很多,一方面想拥有一份优质的婚姻,另一方面现代女性有了自强独立的意识,大多希望趁年轻的时候实现自己的目标和梦想。

(3)高龄孕产妇从备孕到产后具有什么特点

高龄妇女最大的特点就是生育能力的下降。首先,高龄备孕妇女卵巢功能减退及卵子质量欠佳;其次,子宫内膜异位症、子宫肌瘤、妇科炎症等发生率随着年龄的增加而增高,导致高龄孕妇子宫内环境不利于胎儿的生长发育,早产、流产及死产的风险增高;再次,高龄妇女妊娠并发症风险增高,不少产妇合并糖尿病、高脂血症、肥胖、高血压等;最后,目前有研究表明,患有妊娠高血压的孕产妇,产后发生高血压的概率大为提高。

(陈　莉)

3. 高龄女性备孕注意事项

(1)高龄女性在孕期有哪些潜在的风险

第一，增加不孕率。研究发现，30岁女性每个月经周期成功受孕的概率为20%，38岁降至13%，42岁以上降至6.6%。因为女性的卵巢功能随着年龄的增长而逐渐出现衰退的现象，导致卵巢储备功能不足。另外，子宫内膜息肉、子宫肌瘤、附件炎、盆腔炎等妇科疾病也会导致女性的不孕概率增加。第二，增加不良妊娠结局。比如因为胚胎质量不好导致流产、早产、死胎或者胎儿畸形等，随着年龄增长，发生不良结局的风险升高。第三，增加妊娠期并发症发生风险。高龄女性怀孕不仅对宝宝有较大的危害，对自身也会造成一定的伤害，怀孕期间容易发生妊娠糖尿病、妊娠高血压等。

(2)高龄女性怎样备孕才是科学有效的

为了避免上述风险，顺利生下健康的宝宝，高龄女性需要注意以下几点。①孕前检查：高龄女性在备孕时需要完善许多孕前检查，包括常规体格检查、专科检查、生殖系统影像学检查、感染相关因素检查、内分泌激素检查、抗体检查、代谢相关检查、基因及染色体检查、测定基础性激素等。②合理补充叶酸：叶酸是B族维生素的一种，参与机体的细胞分裂和基因调控，所以孕早期叶酸缺乏会增加胎儿神经管缺陷的发生率，导致胎儿畸形。因此，高龄孕妇在孕前3个月到怀孕3个月需要小剂量补充叶酸，预防胎儿唇腭裂、脊柱裂、先天性心脏病及泌尿系统等器官畸形的发生，也可以预防流产、早产、胎盘早剥、智力发育迟缓甚至新生儿死亡。③治疗基础疾病：具有基础疾病的孕妇，如甲亢、糖尿病、心脏病、尿路感染和高血压等，在备孕前需要咨询专科医生进行合理用药，并在合适的时机再怀孕。一般在怀孕的前3个月不建议使用不必要的药物，如果有感冒、发热等情况，应咨询医生选择合适的孕期药物。④提高受孕成功率：做好怀孕的准备工作后，在排卵前2天左右同房，受孕的机会更高，因此女性需要监测自己的排卵日。通过B超监测卵泡发育情况，在卵泡成熟时同房。也可以自测基础体温和使用排卵试纸，记录排卵日期和规律。

（陈 莉）

4. 慢性高血压患者

（1）什么是慢性高血压

在未使用降压药物的情况下，三次非同日测量血压值均高于正常，即收缩压 ≥ 140mmHg，和 / 或舒张压 ≥ 90mmHg，即可诊断为高血压。慢性高血压是指原发性质的高血压，目前没有根治方法，需要长期服用降压药将血压控制在安全范围内。

（2）高血压女性怀孕有哪些风险

高血压患者怀孕存在一定风险，一般在怀孕前孕妇要进行危险评估，如果是轻度高血压，没有相应脏器功能受损，则允许怀孕；如果血压增高明显，特别是合并一些器官损害，比如脑出血、心力衰竭、肾脏损害等，则不建议怀孕，因为妊娠中晚期及产后血容量明显增加，可以明显导致患者血压进一步增高。此外，高血压对胎儿也有一定的影响，可以导致胎儿发育迟缓、死胎、胎内窘迫等。

（3）高血压女性备孕有哪些注意事项

高血压女性在备孕阶段应该尽可能控制血压达标，选择不影响排卵及胎儿发育的降压策略，单纯高血压未合并器官功能损伤，建议孕前目标血压控制在收缩压 130~155mmHg、舒张压 80~105mmHg；若患者存在严重的高血压，收缩压 ≥ 160mmHg 和 / 或舒张压 ≥ 110mmHg，应及时使用药物控制，建议待病情稳定后再妊娠；如高血压导致脏器功能损伤、大量蛋白尿和肾功能异常、高血压心脏病伴心肌收缩功能减退、视网膜血管异常和眼压升高，医生应告知妊娠风险，不建议妊娠，如果已经妊娠，则收缩压应控制在130~139mmHg，舒张压应控制在 80~89mmHg。

国内研究者提出可从以下方面着手：①健康的生活方式非常重要，低盐低脂膳食、多吃蔬菜水果、戒烟(包括二手烟)、禁酒、作息规律(早睡早起、避免熬夜)、心情舒畅、适当运动。②健康检查,发现导致继发性高血压的原因及高血压相关危险因素,如高血糖、高血脂、阻塞性睡眠呼吸暂停等并积极采取措施进行干预。③选择降压药物,可选用对排卵及胎儿无明显影响的药物,长效的钙拮抗剂、拉贝洛尔。不用血管紧张素转化酶抑制剂(ACEI)、血管紧张素Ⅱ受体拮抗剂(ARB)等有明显致畸作用的药物。④监测血压,每天1~2次,并做好记录,在怀孕前尽可能降压达标,用药过程中尽量避免随意停药导致的血压波动。⑤怀孕前在专科医生指导下进行身体状况的评估。

(陈 莉)

5. 高脂血症患者

(1)怀孕前你对自己的血脂了解吗

参照《中国成人血脂异常防治指南(2016年修订版)》,即血清胆固醇 ≥5.2mmol/L,甘油三酯 ≥1.7mmol/L,低密度脂蛋白 ≥3.4mmol/L,非高密度脂蛋白≥4.1mmol/L 或高密度脂蛋白 <1.0mmol/L,符合其中一项即可诊断为高脂血症,宝妈们可在空腹生化检验中了解到以上血脂指标,判断自己是否患有高脂血症。

(2)高脂血症孕妇会面临什么风险

国内尚无孕期高脂血症的诊断标准,目前认为正常妊娠期妇女在妊娠晚期血脂水平有所升高,是妊娠生理的正常反应,无病理意义,但血脂过高会引起糖代谢和脂代谢的紊乱,导致妊娠相关的并发症,例如急性胰腺炎、妊娠糖尿病、妊娠高血压等。孕期高脂血症也会给胎儿带来一定的风险,可能增加不良妊娠事件的发生率,如羊水过多、巨大胎儿、胎儿宫内窘迫、早产、流产、胎儿畸形,以及死胎等。

(3)高脂血症女性备孕有哪些注意事项

建议患高脂血症的女性,在准备怀孕之前,完善详细的孕前检查,如肝功能、身体质量指数(body mass index,BMI)评价等。如果检查还是有些问题存在,不要着急,配合主治医生进行进一步治疗,治疗加调理一段时间之后，可在医生的指导下怀孕。适当运动和饮食控制是关键中的关键。

（陈　莉）

6. 肥胖的女性

(1) 如何评估自己是否肥胖

想要知道自己是否属于肥胖人群，首先得了解一个概念，即身体质量指数（BMI）。BMI＝体重（kg）÷身高^2（m^2），例如：一个人的身高为 1.75m，体重为 68kg，BMI＝68kg/(1.75m)^2＝22.2kg/m^2。不同国家地区对肥胖的衡量标准不同，亚洲人和欧美人属于不同人种，WHO 的标准不是非常适合中国人的情况，为此制定了中国参考标准，BMI 在 18.5~23.9kg/m^2 为正常，BMI 在 28~29.9kg/m^2 为肥胖，BMI ≥ 30kg/m^2 为重度肥胖。

(2) 肥胖女性怀孕有什么风险

肥胖可导致多种疾病发生，其发生发展与机体内分泌改变关系密切。而内分泌改变可以影响人体多个系统，甚至是生殖系统。肥胖可导致女性月经稀发甚至闭经，流产率增加，从而造成不孕，常见于多囊卵巢综合征（PCOS）患者。肥胖女性还会出现排卵障碍以及卵子质量下降，具体的原因尚不明确，研究表明肥胖有阻碍促排卵的作用，能降低卵巢对促性腺激素的敏感性，在行体外受精（in vitro fertilization，IVF）时，肥胖患者的排卵数量比正常 BMI 女性显著减少，并且需要更大剂量的促性腺激素完成促排卵过程。同时，与正常 BMI 的女性相比，肥胖女性发生妊娠糖尿病、妊娠期高血压等妊娠并发症的风险也明显升高。

(3) 适当瘦身，备孕会更容易"中标"

养成健康的生活方式，饮食宜清淡，最好多摄入"三低一高"的食物，即低盐、低油、低糖、高纤维的食物。香烟、酒精、咖啡因也是减肥和备孕过程中的"拦路虎"，在备孕期间，必须戒烟戒酒。此外，节食不是最好的减肥方法，营养搭配、少吃多餐，加上适度运动才能达到良好的减肥效果。如果已经怀孕，但是体重仍然超标，则需要严格控制体重的增加速度，而不是继续减肥。建议女性怀孕前在专科医生指导下进行身体状况的评估，在身体情况适宜的情况下再考虑怀孕。

（陈 莉）

7. 有不良生育史的女性

（1）什么是不良生育史

不良孕产史是指女性既往怀孕过程中发生的常见的病理现象，包括习惯性流产、死胎、死产、胚胎停止发育、畸胎引产、分娩先天缺陷儿、产后大出血等病史。导致不良孕产史的因素复杂多样，有男性方面也有女性方面的因素。①遗传因素：夫妻染色体异常，如染色体结构异常和数目异常。胎儿染色体异常是较为常见的导致新生儿出生缺陷性疾病的病因。②感染因素：TORCH 感染，包括弓形虫、风疹病毒、巨细胞病毒、单纯疱疹病毒和其他病原微生物，容易引起宫内感染、早产、胎膜早破等。③自身抗体：包括抗心磷脂抗体和抗子宫内膜抗体等，都与复发性流产有密切关系。④膳食因素：叶酸是人体必需的营养物质，参与了人体的各种代谢过程，叶酸缺乏容易引起先兆流产、复发性流产和继发性不孕等。

（2）有不良孕产史的女性备孕有哪些注意事项

注意事项包括：①提前进行营养准备：合理的膳食营养以及叶酸补充。②保卫优良的卵子：养成健康的生活方式，不抽烟，不酗酒，避免熬夜引起内分泌激素的紊乱，保持适当的体重，体重超标会使患病的危险性增加。③留下一片沃土：子宫就如同孕育生命的土壤，无论是药物流产还是手术流产，都无异于人为破坏这块土地。如果反复破坏，有可能造成土壤贫瘠，无法受孕。④不可忽视的孕前检查：在准备怀孕前半年进行一次孕前体检。⑤产前咨询很重要：计划妊娠前对疾病进行充分评估，包括是否适合妊娠、疾病和妊娠的相互影响、妊娠的时机、母胎危害及预后等，这样可有效降低母胎危险。⑥心理准备：对孕妇而言，妊娠期心理及精神压力大，容易引起妊娠期合并症如高血压等；对胎儿，本次怀孕再次发生异常情况的风险相对增加。因此，有不良孕产史的女性应做好心理调整。

（陈 莉）

8. 糖尿病患者

（1）糖尿病对妊娠有什么影响

非孕妇糖尿病诊断标准包括：空腹血糖≥7.0mmol/L，或口服葡萄糖耐量试验的餐后2小时血糖≥11.1mmol/L，或具有高血糖典型症状（多饮、多食、多尿、体重下降等）或存在高血糖危象（糖尿病酮症酸中毒和高血糖高渗性综合征），随机血糖≥11.1mmol/L。合并糖尿病对孕妇和胎儿的健康都会构成巨大威胁。糖尿病会增加子痫和早产的概率，由于羊水过多，子宫膨胀、收缩，最后由于提前出现宫缩而导致早产。受到孕妇血糖值的影响，胎儿的血糖值也会升高，在宫内很可能缺氧、死亡或者发育成为巨大胎儿。很多情况下由于胎儿在宫内窘迫，不得不提前终止妊娠。糖尿病还会使宝妈在孕期发生高血压、肾功能损伤、酮症酸中毒等一系列并发症，很可能由于脱水进入昏迷休克状态，最终导致胎儿死亡或提前终止妊娠。

（2）妊娠糖尿病的预后怎么样

妊娠糖尿病（GDM）的孕妈妈一般生宝宝后6周左右糖代谢恢复正常，但再次妊娠GDM的复发率为33%~69%，17%~63%的GDM孕妇以后易发展为2型糖尿病。

（3）患糖尿病女性备孕有哪些注意事项

注意事项包括：①糖尿病女性应在受孕前进行全面检查，包括血压、心电图、眼底、肾功能、糖化血红蛋白等。②我国《妊娠合并糖尿病诊治指南（2014）》指出，计划怀孕的糖尿病女性应尽量控制血糖，使糖化血红蛋白<6.5%，使用胰岛素者可放宽至<7%。正在口服降糖药的女性若计划妊娠或者控制饮食治疗后血糖控制不佳者，应停用口服降糖药物，改为胰岛素控制血糖，治疗后再次评估，决定妊娠时机。另外，血糖控制不理想者妊娠早期流产及胎儿畸形发生风险

显著增加，故建议在孕前及时补充叶酸及复合维生素。③严格控制血糖，加强血糖监测，糖妈妈可自购血糖监测仪，咨询专科医生进行操作。

（4）患糖尿病女性除孕前检查外，还需要做些什么

除了做好相关的孕前检查，合理均衡饮食、适当运动和体重管理也是备孕期间非常重要的环节。

（陈 莉 翁剑蓉）

9. 有妊娠高血压病史的女性

妊娠高血压的发生率为 5%~12%，而且前一次妊娠有高血压，再次妊娠很有可能会再发生类似的情况。流行病学调查发现，孕妇年龄 ≥ 40 岁、子痫前期史、抗磷脂抗体阳性、高血压、慢性肾炎、糖尿病、遗传性血栓形成倾向、BMI ≥ 35kg/m²，以及收缩压 ≥ 130mmHg 或舒张压 ≥ 80mmHg 等都是妊娠高血压发生的高危因素。

对于上胎有妊娠高血压的女性孕前如何做好充分的准备，才能预防类似情况的发生呢？

首先做一个全面的体检，包括血压监测、血糖监测、肝肾功能、眼底检测，还可以做一些免疫方面的化验排除自身免疫性疾病（如系统性红斑狼疮、抗磷脂综合征）。如果发现有相关疾病，应及时就诊及时治疗，控制好基础疾病再怀孕，明显可以预防或延缓妊娠高血压的发生，或预防严重并发症，从而改善妊娠结局。

合理饮食、适当运动、控制体重非常重要。上胎有妊娠高血压的女性在前次妊娠期间往往存在肥胖、体重增加过多，有的甚至合并妊娠糖尿病。再次怀孕前要计算一下 BMI，如果 BMI ≥ 28kg/m² 就属于肥胖，需要积极减肥。BMI 降到 18.5~23.9kg/m² 之间再怀孕，再次发生妊娠高血压的风险明显降低。

如果怀孕，这类孕妈妈需要及早得到产科医生的指导，在孕12~14 周开始服用小剂量的阿司匹林（每天 75mg 或 100mg）；孕早、中期补钙；控制饮食，保持体重合理增长；孕期监测血压、尿常规、血

常规、肝肾功能，监测宫内宝宝的生长情况，从而保障孕妈妈安全和宝宝平安出生。

（翁剑蓉）

10. 有反复流产史的女性

有过反复流产史的女性往往精神压力很大，而且她们更迫切地希望孕育一个健康宝宝，这类女性应该如何备孕呢？

先来了解一下反复流产的原因，目前已知的原因有染色体或基因异常（包括胚胎染色体或基因异常和夫妻双方染色体或基因异常）、女性生殖道解剖结构异常、内分泌异常、母体免疫学异常及血栓前状态。因此，这类女性准备怀孕前需要先到相关专科做一个全面检查。

女性需要做一个妇科检查，B超可以了解有无子宫畸形，如果有子宫纵隔，可以手术切除纵隔使宫腔范围增大，有利于受精卵着床和胚胎发育。内分泌方面可以查一下性激素水平、甲状腺功能、糖代谢等情况，如果发现问题可以先治疗，调整正常后再怀孕。关于免疫学方面的因素，需要做一些特殊的血液化验，比如抗心磷脂抗体、抗核抗体等，由专科医生根据检查结果进行鉴别和治疗。另外，男性也需要到男科检查一下，必要的时候夫妻双方还需要检查一下染色体基因，排除因为染色体基因异常引起的反复流产。

只要我们对反复流产有一个科学全面的了解，积极寻求专科医生的帮助，加上均衡营养，适当锻炼，规律作息，养成合理的生活习惯，相信每一个女性都能孕育健康的宝宝！

（翁剑蓉）

11. 有早产史的女性

(1) 什么是早产

早产定义的上限各国相同，都为妊娠37周，因各国各地区救治水平的不同,早产定义的下限各不相同,一些发达地区甚至将下限设置为孕 20 周。中国早产定义参照 WHO 标准,定义为孕 28 周至不足 37 周的分娩,依此标准计算,全世界每年有 1 500 万的早产儿出生,而且这一数字还在增加,早产是导致新生儿死亡的主要原因。早产按照病因可分为自发性早产和治疗性早产,自发性早产占 70%~80%,包括未足月发动分娩和未足月胎膜早破;治疗性早产是指因母体或胎儿的健康因素不允许继续妊娠,采取剖宫产或引产终止妊娠。

(2)有早产史的女性备孕有哪些注意事项

注意事项包括:①如果上次早产是宫颈原因造成的,可以在怀孕前进行详细检查;如果怀孕了,在孕 12~16 周进行宫颈环扎,避免发生胎膜早破,造成早产。②如果上次早产因胎儿发育异常引起,叶酸应该从孕前 3 个月就开始补充,每天补充 400μg,直至妊娠初三个月,避免胎儿畸形带来的早产。③男女双方在备孕时进行详细的孕前检查,找出原因,还要注意个人卫生,预防炎症。④备孕时饮食要充足,但不可以吃刺激类食物,避免剧烈运动和劳累。总而言之,有过早产史的宝妈们在准备再次怀孕时,一定要查明原因,避免既往早产的原因,若无法避免,宝妈们一定要咨询医生,尽早做早产风险评估,听从医生建议,进行合理预防、治疗等相关处理。

(陈 莉)

12. 人工流产后多久可以怀孕

在妇产科门诊,有些女性会因为这样或那样的原因不能要这个孩子而选择人工流产手术,尤其是有了药物流产、无痛手术流产之后,流产手术似乎不那么可怕。而在手术后,医生常常会被问到"大夫,我过多久可以怀孕啊？"

人工流产包括药物流产和手术流产(俗称人流)两种,两种方法各有利弊,无论哪种对子宫内膜、卵巢以及内分泌系统都有一定影响,尤其对子宫内膜的创伤更大,就像在皮肤上划了一条口子,愈合需要时间。

子宫内膜分为两部分，有分裂功能的基底层，就像植物的根，大约需要 15 天时间的细胞分裂；修复表面的功能层细胞，类似植物的花叶，真正修复到正常需要经历 3 个月经周期，而卵巢最快 2 周即可恢复排卵，所以这段时间安全期避孕就不太靠谱了。人流后最好间隔 3~6 个月再怀孕，如果时间间隔太近，可能增加早产、胎儿发育偏小等发生风险。人流对女性的伤害很大，如果没有怀孕的打算，一定要做好避孕措施，如果当时没有采取措施，还可以选择事后紧急避孕。

（杨悦旻）

13. 子宫内膜异位症患者

子宫内膜异位症（简称内异症）顾名思义就是本该生长在子宫内的子宫内膜在不该出现的地方安营扎寨，虽是良性疾病，但却有着类似恶性肿瘤的行为，可以侵犯肠道、泌尿道等。有 40% 育龄女性的生育功能受到损伤，怀孕对于她们是难事也是幸事，因为可以缓解最主要的病痛——痛经。

内异症女性准备怀孕前最好先行评估疾病的分型和严重程度，能自然怀孕最好，但一旦停经，最好先去医院通过超声排除宫外孕。如果不孕，先对男方的精液进行检查排除男性因素，再根据女方年龄、不孕时间长短、是否经过治疗、是否有卵巢囊肿等，制定个体化方案。内异症导致的不孕常常是多因素共同作用的结果，且复发率高，腹腔镜检查既可以清除内异症病灶，又可以评估严重程度及生育功能。年轻、病情较轻者，术后自然试孕，手术后半年内是最佳怀孕时间，如果仍未孕，就要借助试管婴儿了。如果年龄比较大（35 岁以上），或卵巢功能低下者可以直接采取辅助生殖。

（杨悦旻）

14. 多囊卵巢综合征患者

多囊卵巢综合征（PCOS）是女性最常见的内分泌疾病之一，患者常常因为月经不调或不孕就诊。表现为"三高"，发病率高（每10个育龄女性中就有1人发病）、高雄激素血症（多毛、痤疮、脱发、肥胖）、代谢综合征（血糖血脂异常、胰岛素抵抗）患者比例高。对子代的影响也是多方面的。

第一，PCOS女性备孕前先算一下自己的BMI，因为有半数以上PCOS患者都是胖姑娘，均为超重（$24kg/m^2 \leqslant BMI < 28kg/m^2$）或肥胖（$BMI > 28kg/m^2$），肥胖与高雄激素血症有关。中国PCOS患者高雄激素血症患病率约85%。减肥可以显著改善高雄激素血症及相关症状。体重正常的PCOS女性，则可以通过高蛋白饮食和适当进行增肌训练、力量训练增加骨骼肌含量来改善胰岛素抵抗，促进排卵功能的恢复。

第二，50%~80%的PCOS患者有胰岛素抵抗，需监测血压、空腹血糖、餐后2小时血糖、血脂及糖化血红蛋白，发现异常及时治疗。

第三，由于高雄激素会影响排卵，所以有不孕症的患者可以超声监测卵泡的生长情况，指导受孕时机。经过以上治疗仍未恢复排卵的，可进行药物促排。有不孕症时，男方也需要排查一下不孕的原因。

由于PCOS女性多毛、肥胖、不孕还会增加焦虑的情绪，引起夫妻关系、婆媳关系紧张，或多或少有些心理问题，可以先进行心理咨询，疏导情绪。

PCOS目前还没有可治愈的特效方法，很大一部分靠患者自律，也就是生活方式的干预，再配合医生的指导，这样才能有效提高受孕率及生育质量。

（杨悦旻）

15. 患有抑郁症或其他精神类疾病的女性

"抑郁症"这个词生活中并不陌生，在我们身边也不乏这样一群人，尤其是女性，面临着工作、生活、生育的多重压力，看似阳光，实际是抑郁症患者。严重的抑郁症患者不治疗会导致早产、大出血、胎儿体重偏轻以及婴儿猝死等，意外怀孕的概率要高于正常女性，由于有些抗抑郁药物有致畸的风险，所以计划怀孕更为重要。

抑郁症患者能否备孕和病情程度及是否用药有关。因为其复发率为50%~85%，其中50%在发病2年内，所以长期足量治疗很关键。如果病情较轻，无需用药，怀孕没有关系，定期心理门诊随访，随时观察情绪的变化。如果需要药物治疗，一般抑郁急性发作需治疗4~6周，之后4~6个月巩固疗效，再维持6~12个月，病情稳定一年后开始停药，停药3~6个月后再怀孕最好。如果心境正常且已经很长时间（如≥6个月）都稳定，又想要怀孕，可以和精神科医生沟通是否改用对胎儿影响小的药物或停用药物，轻、中度的抑制症停药后，孕期复发的概率和继续用药者相比并没有明显增加。但如果是复发患者，至少要维持治疗3~5年，甚至长期药物维持治疗；病情重、有自杀倾向的患者，停药后容易复发，即使怀孕也需继续用药。家属一定要配合医生监督用药，以防患者自行停药造成不良后果。

很多抑郁症患者害怕抗抑郁药会对宝宝有影响，孕前不愿意治疗，可能会在孕期产检中不配合，和家庭成员的关系也会变得紧张，再加上妊娠期本身就是女性情绪容易波动的时期，易导致不良结局。

患有精神类疾病的女性，一旦受到外界不良因素的刺激就有复发风险，需由精神科医生评估后再怀孕。怀孕时机应根据病情及发病次数而定。如果已经治愈而且停药的患者，怀孕当然没有问题。如果是复发患者，需要药物治疗且病情稳定两年以上再怀孕。因此，患有精神类疾病的女性需要定期心理指导，家人朋友要给予更多的理解和关爱。备孕及怀孕期，家属尤其丈夫更要耐心、细心、包容，陪同是最好的良药，同时调整好饮食结构，多吃新鲜蔬菜，多参加户外活动，备孕前3个月补充叶酸，家属要及时了解患者的情绪变化，有复发的早期征兆应及时去医院就诊。

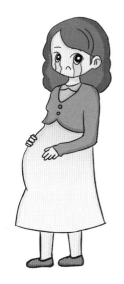

（杨悦旻）

16. 癫痫患者

癫痫患者中有 40% 的女性患者处于生育期。因此，这些备孕的夫妻有比普通夫妻更大的压力和更多的疑问。

癫痫女性可以拥有自己的宝宝，但在备孕前应咨询癫痫专科医生和产科医生，如果用药物控制的女性需要更换致畸风险更小的药物，并加用叶酸口服至少到怀孕 12 周。如果有癫痫家族史或怀疑为遗传性癫痫，应同时咨询遗传科医生后再准备怀孕。癫痫无论大发作还是小发作都会对宝宝和孕妈妈造成损害，所以怀孕过程中尽可能不要发作。怀孕前有 9~12 个月未发病的女性，大概率在孕期不会发作，所以建议至少稳定 9 个月后再计划怀孕。如果最近 3~5 年均无发作，且脑电图正常，可在医生指导下考虑逐步减药或停药，但其实大多数小剂量抗癫痫药的致畸风险较低，而如果停药导致癫痫复发反而影响孕妈妈和宝宝，所以并不建议完全停药后再怀孕，而是维持最低有效剂量，也可以在怀孕前检测血液中的药物浓度来调整用量。

其实，癫痫没有大家想得那么可怕，在医生指导下，合理用药，避免诱发因素的刺激，放松心情，还是可以安然度过的。

（杨悦旻）

17. 有哮喘的女性

经常在门诊会碰到患哮喘的孕妇，因为怕药物对宝宝有影响，不敢用药，能挺就挺，实在挺不了了来看医生，用药之后病情一旦缓解就立即自行停药，殊不知这不仅影响孕妈妈，还影响宝宝。孕期哮喘发作会导致宝宝早产、出生体重偏低，而孕妈妈发生子痫或妊娠高血压的概率也会增加，严重者会导致孕妈妈窒息缺氧，甚至危及生命。

那么哮喘患者能怀孕吗？答案是肯定的。什么时候怀孕，要取决于病情的严重程度，最好由专科医生进行评估后再计划妊娠，尤其是长期慢性哮喘发作的患者，由于其心肺功能受到严重影响，或许不能承受怀孕和分娩的负担。如果怀孕前1年有急性发作，孕妈妈和宝宝的不良结局可能性增加。其实，绝大多数哮喘患者只要经过规范的治疗都能得到良好控制。怀孕不一定会加重病情，平稳、缓解、加重结局各占1/3。由于大多数哮喘是过敏性的，因此在备孕及怀孕期应尽可能避免过敏原，碰到容易发作的季节、环境时尤为注意，保持心情放松，不必过于担心胎儿畸形、流产、早产等意外，劳逸结合，饮食清淡，进食一些富含维生素D和维生素E的食物，压力和饮食都可能和儿童哮喘的发生有关，避免过于剧烈的活动，预防感染与感冒，保持居室空气新鲜与流通。

怀孕期间吸入激素是安全的，可以放心，即使可能有一些不良副作用，其损害程度也远远小于哮喘发作本身。

哮喘的控制关键是自我管理，加上现有的线上医疗平台，与专科医生可以随时沟通指导生活细节和用药方案，尽可能做到不发、少发或轻发，也可以像正常健康孕妇那样拥有健康的宝宝。

（杨悦旻）

18. 慢性乙型肝炎患者

我们国家是慢性乙型肝炎（简称乙肝）大国，患者数占全球患者总数的1/3。乙肝除了血液、性接触传播外，母婴传播是最主要的传播途径，90%的孕期感染如果不干预可以发展为慢性感染，孕妈妈乙型肝炎病毒（HBV）e抗原（HBeAg）阳性及HBV DNA$>2 \times 10^5$U/ml时更容易导致母婴传播。为了杜绝下一代发生乙肝感染，慢性乙肝患者的备孕就尤为重要。

慢性乙肝患者最好每6~12个月复查病毒学指标、肝功能、甲胎蛋白和肝脏B超等，明确是否存在肝纤维化或肝硬化。尤其准备怀孕的女性，备孕前应先找感染科或消化科医生评估肝脏情况。如果没有乏力、食欲不振，肝功能正常，超声没有异常发现，就可以怀孕。如果有活动性肝炎的表现，例如有上述不适的感觉、转氨酶异常，则需要暂时推迟怀孕计划，先安静修养，保肝治疗，至没有不适症状、肝功能正常且稳定 3 个月后再怀孕。如果治疗 3 个月仍没有好转，需要加用抗病毒药物治疗，首选替诺福韦酯(因为其不易产生耐药，而且属于妊娠 B 类药)，肝功能正常后再怀孕，孕期可以继续服药，既可以阻断母婴传播，又不增加胎儿畸形发生风险。如果之前用其他的抗病毒药物，如恩替卡韦或阿德福韦酯，准备怀孕前需改用替诺福韦酯，用干扰素治疗期间必须采取避孕措施。

患慢性乙肝的女性应定期随访，规范治疗，对自己和未来的宝宝都有益处。

(杨悦旻)

19. 有剖宫产史的女性

在过去计划生育政策下，很多女性因为只能生育一个孩子，以及难以忍受阴道分娩的剧痛，剖宫产成为当时最流行的一种分娩方式，甚至有的医院剖宫产率高达 70%~80%。现在，随着二孩、三孩时代的到来，再加上无痛分娩开展，很多过去剖宫产的女性又开始跃跃欲试。那瘢痕子宫的女性应如何备孕，有哪些注意事项呢？

(1)间隔多久怀孕最好？过早过晚都不好。间隔时间过短(<6个月)，妈妈的营养不够，会影响胎儿发育，而且早产及子宫破裂的风险增加。但过晚(超过 10 年)切口瘢痕反而弹性变差，子宫破裂的概率也会增加。所以间隔 2~5 年最适宜，但年龄大的女性，由于其生育能力降低，可以考虑缩短至 12 个月。如果想在剖宫产后尝试阴道分娩的女性，需要等待至少 18 个月再怀孕，以便子宫切口充分愈合。

(2)孕前先行优生优育检查，尤其有慢性病或之前怀孕时有高血压、糖尿病等的女性。年龄大或者之前生育过神经管畸形儿的女性，在孕前 3 个月开始口服含叶酸的多种维生素。

(3)如果前次手术后有月经滴滴答答或经期下腹隐痛者，应通过超声检查剖宫产切口的肌层是否变薄有凹陷，即所谓的瘢痕憩室，以便先行治疗，防止剖宫产切口瘢痕妊娠发生。

(4)停经后需到医院进行超声检查，明确是否宫内妊娠，同时看孕囊和子宫切口的关系，因为剖宫产次数越多，前置胎盘、胎盘植入的风险也越高。

其实想要减少剖宫产对再次怀孕时的不良结局，最重要的还是应避免首次剖宫产。

（杨悦旻）

20. 子宫肌瘤患者

子宫肌瘤在女性中发病率高达70%。有些子宫肌瘤就像拦路虎，干扰怀孕，有些患者因为影响生活质量，比如月经量多导致贫血等，先行手术剔除。过去都是打开肚子做手术，现在女性为了美观，可选择微创——腹腔镜手术。新的手术方式，也带来了新的问题，如果子宫肌瘤患者还想要孩子，手术之后该如何备孕呢？

首先，最好选择有经验的医生，至于手术是开腹还是腹腔镜取决于医生的技术和经验，手术之前告诉医生以后还想要孩子，医生会避免过度电凝止血损伤子宫。产科医生在门诊最常被问到"我能自己生吗？"这个问题有时真的很难回答。女性的年龄、手术之前怀孕过几次、是否生过小孩、是剖宫产还是顺产、手术中去除了几个肌瘤、最大的肌瘤有多大、肌瘤与子宫肌层的关系以及手术方式等都是医生关心的。

手术后避孕时间往往关系到之后怀孕过程中子宫破裂的发生与否，如果把子宫比喻为房子，按肌瘤和子宫肌层的关系可以将肌瘤分成屋外、屋内、墙壁间。只要墙壁不受破坏，如带蒂的子宫肌瘤，甚至不避孕都可以。墙体损伤小的，一般避孕3~6个月；如果损伤大甚至穿透，则要避孕1年。最好在术后及时询问手术医生，了解手术情况；如果以后想经阴道分娩，最好及时咨询手术医生。最重要的一点是保存出院小结、复印手术记录，以便产科医生后续判断。

在准备怀孕前，先要了解子宫切口愈合情况，是否还有肌瘤。停经之后及时去医院做超声检查，了解是否为宫内妊娠，孕囊种植位置是否正常。想要阴道试产的孕妈妈，最好到条件好的医院分娩，以便孕晚期或在生产过程中子宫破裂时,有立即中转剖宫产的条件。

　　子宫肌瘤手术虽然是很成熟的技术,但对于未生育的女性,选择手术还是要慎重,如果需要手术,最好选择正规医院,以免手术影响生育功能。

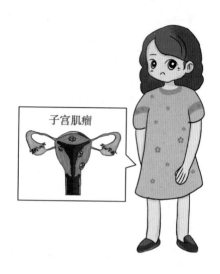

子宫肌瘤

（杨悦旻）

21. 备孕期的饮食

　　女性备孕期间不仅要保证各种营养的均衡,更要注意补充一些营养素。孕前补充叶酸、蛋白质、钙、铁、锌以及多种维生素,对受孕十分有益。

　　(1)叶酸:叶酸能有效降低胎儿畸形的概率,对一些妊娠疾病也能起到预防作用。女性在孕前储存足量的叶酸,对优生优育有重要意义。富含叶酸的食物有鱼类、蛋类、绿叶蔬菜、各种动物肝脏等。

　　(2)蛋白质:蛋白质是人类生命的基础,是大脑、肌肉、脏器最基本的营养素,占总热量的 10%~20%。富含蛋白质的食物有牛奶、鸡蛋、瘦肉、鱼类、豆制品等。

　　(3)维生素:维生素不仅为人体生长发育所必需,还是维持正常生殖功能所必需。人体若缺乏维生素易造成不孕，即使怀孕也容易发生胎儿缺陷，导致流产、早产和死胎的概率也较高。富含维生素的食物有新鲜蔬菜、水果等。

（4）微量元素：如钙、铁、锌等微量元素，对提高人体素质，维持人体健康十分有帮助。合理补充这些营养元素，将有助于提高体质，对受孕有益。富含微量元素的食物：①蔬菜：苋菜、菠菜、生菜、芦笋、胡萝卜、花菜、西红柿、龙须菜；②肉类：动物肝脏、骨头汤；③水果：菠萝、苹果、桃、杏、葡萄、提子等。

（陈 莉）

22. 合理补充叶酸

（1）你对叶酸了解吗

叶酸是一种水溶性维生素，是人体细胞生长和繁殖所必需的，可用于治疗由叶酸缺乏引起的贫血，也是孕妇的营养素补充剂。超过50% 的新生儿神经管缺陷病例与孕妇妊娠初期叶酸不足有关，补充叶酸可显著降低新生儿神经管缺陷的发生率。长期补充叶酸也有助于降低心脑血管疾病的发生风险。

（2）备孕期叶酸越多越好吗

很多宝妈只知道备孕和孕早期需要补充叶酸，认为叶酸可以预防胎儿畸形，那是不是越多越好呢？其实不然，一般人群补充叶酸有效且安全的剂量为 0.4~1.0mg/d，长期大剂量（>1mg/d）补充叶酸（包括叶酸强化食物）有可能产生健康风险，如增加某些癌症（如结直肠癌、前列腺癌）风险、掩盖维生素 B_{12} 缺乏的早期表现、加重神经系统退行性病变、与其他药物相互干扰、影响锌吸收、降低叶酸吸收率、降低免疫力等。根据《中国临床合理补充叶酸多学科专家共识》，可参考以下建议：

一般人群：①无高危因素的妇女：建议从可能妊娠或孕前至少3 个月开始，增补叶酸 0.4mg/d 或 0.8mg/d，直至妊娠满 3 个月。②个性化增补：居住在北方地区尤其是北方农村地区、新鲜蔬菜和水果食用量小、血液叶酸水平低、备孕时间短等情况下，孕妇可酌情增加补充剂量或延长孕前增补时间。③建议备孕和孕早期妇女多食用富含叶酸的食物如绿叶蔬菜和新鲜水果，养成健康的生活方式，保持合理体重，从而降低胎儿神经管缺陷的发生风险。

特殊人群：①新生儿神经管缺陷生育史妇女或者夫妻一方患有新生儿神经管缺陷疾病，建议从可能妊娠或孕前至少 1 个月开始，增补叶酸 4mg/d，直至妊娠满 3 个月；因国内剂型原因，可增补叶酸 5mg/d。②患先天性脑积水、先天性心脏病、唇腭裂、肢体缺陷、泌尿系统缺陷，或有上述缺陷家族史，或一、二级直系亲属中有新生儿神经管缺陷生育史的妇女，建议从可能妊娠或孕前至少 3 个月开始，增补叶酸 0.8~1.0mg/d，直至妊娠满 3 个月。③患糖尿病、肥胖、癫痫、胃肠道吸收不良性疾病，或正在服用增加胎儿神经管缺陷发生风险药物（如卡马西平、丙戊酸、苯妥英钠、扑米酮、苯巴比妥、二甲双胍、甲氨蝶呤、柳氮磺吡啶、甲氧苄啶、氨苯蝶啶、考来烯胺等）的妇女，建议从可能妊娠或孕前至少 3 个月开始，增补叶酸 0.8~1.0mg/d，直至妊娠满 3 个月。

（陈 莉）

23. 孕前检查项目

现代人竞争越来越激烈，优生优育的观念不断提高，为了生育一个优秀宝宝，很多意识超前的夫妇在准备怀孕前就会到医院咨询孕前检查，那到底要查些什么呢？

孕前检查最好在备孕前 3~6 个月，因为一旦发现问题可以有充分的时间来治疗。如果之前有内外科疾病或现在正服用药物的，也要告知医生，评估药物使用的安全性及是否可以怀孕。如果之前有过自然流产或早产，或之前生孩子时有过异常情况也要一并告知医生。

（1）体格检查及妇科检查：可能发现之前未能发现的先天性心脏病，测量血压（尤其父母有高血压或之前有妊娠高血压）、BMI，如有超重或肥胖,先进行饮食调整和运动减重。妇科检查白带、宫颈涂片、沙眼衣原体、支原体等。

（2）血液检查:如血型、血常规、肝肾功能、血糖、血脂、乙肝、TORCH、甲状腺功能等,如果之前有多次自发流产者,最好进行免疫及血栓相关检验,必要时检查夫妻双方染色体。

（3）尿液检查:可发现泌尿系统隐匿性疾病,如血尿、蛋白尿、肾结石等。

（4）超声、心电图检查:了解子宫、卵巢有无病变或畸形,如有是否需要孕前治疗;肝胆有无疾病、心律有无异常等。

（5）其他检查:如口腔、眼科相关检查。孕期口腔问题常见,而且处理棘手,检查可以排除隐患。之前有眼科疾病者最好也先评估,咨询对分娩方式是否有影响。

（6）心理检查:如果女性心理压力大、有睡眠问题等,可以前往心理门诊评估,及早发现问题,进行心理疏导。

（7）男性除了常规的血、尿、超声检查之外,还需要检查一下睾丸情况。

希望通过孕前检查达到优生优育的目的,从而发现一些隐匿性疾病,及早治疗,科学备孕,提高生育质量,真正让宝宝不输在起跑线上。

（杨悦旻）

24. 试管婴儿前的准备

除了丁克家庭,孩子是家庭美满不可或缺的一部分,他让两个没有血缘关系的家庭紧紧联系在一起。但中国育龄人群的不孕不育率高达 12.5%~15%,其中大多数需要借助试管婴儿来圆梦,为了提高孕育宝宝的成功率,夫妻双方采取试管婴儿助孕之前需要做哪些准备呢?

（1）身体准备:包括两方面,一是规律的生活习惯,均衡的饮食结构,戒烟戒酒,尤其是有多囊卵巢综合征或胰岛素抵抗的女性;补充含叶酸、铁等多种维生素，除了提高生育力外，还能减少胎儿畸形的发生。二是体格检查，从简单、伤害小的抽血、验尿、超声开始，必要时采取宫腔镜、腹腔镜检查，查找不孕原因。在不孕的原因中，男性、女性、男女均有问题的各占 1/3，检查的时候一定要拉上老公，他们的检查相对简单许多。

（2）时间、金钱准备：试管婴儿助孕从之前的评估、促排、监测、取卵、培养、种植，每步都不能落，时间精准，尤其需要做第三代试管的夫妇，时间和金钱一个也少不了。选择正规医院，选择值得信任的医生至关重要，大数据时代可以资源共享，也节省了很多的时间和费用，提高成功率。

（3）心理准备：走到试管婴儿助孕这一步，很多人在备孕或怀孕又流产的路上奋斗了好久，无论身体还是心理都承受了巨大的压力，虽然现有的医疗条件已使试管婴儿成功率不断提高，但也要做好打持久战的准备，调整心态对成功至关重要。

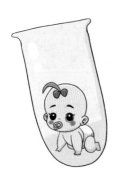

20 世纪 20 年代，科学家 Haldane 曾有一个著名的预言："至 2074 年，超过 70% 的人将诞生于人造子宫中"，虽然目前有人在尝试，可离现实还有些遥远，但至少说明科学的发展会将更多的不可能变成可能，放松心情，准备上路，最终会迎来成功。

（杨悦旻）

第二章　孕早期(怀孕开始到孕 13 周$^{+6}$)

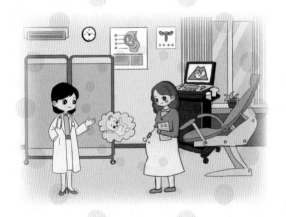

1. 如何知道自己怀孕了

对于备孕许久的女性朋友来说,同房后最开心的事莫过于看到验孕棒上出现"两条杠"。受精卵着床后,体内就会开始分泌人绒毛膜促性腺激素(HCG),这些激素在尿中也会存在,同房后 7~8 天可以测试出来,但各种原因可能导致检测延迟,有的甚至在同房后 3 周才能检测出来。

如果想了解自己是否怀孕,以下几个方法可以帮助你:

(1)停经:早孕最明显的症状就是停经。对于未避孕且平时月经规律的妇女,月经推迟 1 周或者更久,就要考虑自己是否怀孕。

(2)早孕反应:大部分怀孕女性在停经 6 周左右开始出现畏寒、头晕、流涎、乏力、恶心、呕吐、厌油腻等早孕反应,部分患者可出现胃口变化和情绪改变。但大部分症状在孕 12 周左右自行消失。

(3)基础体温变化:生育年龄女性正常的基础体温呈双向曲线,排卵前较低,排卵后较高。如果月经推迟,体温升高后不再下降,并保持 18 天以上,表示已经怀孕,这是怀孕的一个典型体温波动变化。

(4)尿液检查:检测怀孕最常用的方法还是尿液检测,这是因为怀孕后体内 HCG 升高,且会通过尿液排出体外,尿液中的 HCG 会使早早孕试纸或验孕棒呈现"两条杠"。

(5)血液筛查:血液检查是早孕筛查中相对准确的一种,通过检测血液中 HCG 的增长变化,可判断是否怀孕,而且准确性高于尿液检查。

(6)B超检查:与其他几种方法相比,B超检查需要等待的时间最长,但也是最准确的。停经 5~6 周经阴道 B 超可看到小的妊娠囊和卵黄囊,妊娠 7 周左右即可看到胎心搏动以及胎芽。如果没有看到胚芽、胎心，可能是受孕较晚，一般需要查血 HCG 并且一周后复查 B 超。

（成德翠）

2. 月经不规律如何算预产期

通常情况下孕妈妈的预产期是根据其末次月经日期来推算的，但有些孕妇的月经时间并不准时，可能出现提前或者延后的情况，这样如果再根据末次月经时间计算预产期就会出现较大的误差。产科医生一般会建议孕妈妈在孕早期做个产科 B 超检查，医生通过 B 超测量胎儿胎头双顶径、头臀长度、股骨长度可计算出胎龄，再根据计算出的胎龄来推算胎儿的预产期，这是目前比较准确的推算预产期的方法。

除此之外还有其他的方法推算预产期：①根据胎动日期计算：一般孕期胎动开始于孕 18~20 周。计算方法为：初产妇是胎动日加 20 周，经产妇是胎动日加 22 周。②根据基础体温曲线计算：将基础体温曲线低温段的最后一天作为排卵日，从排卵日向后推算 264~268 天，或加 38 周。③根据孕吐开始的时间推算：孕吐一般出现在怀孕的第 6 周末，即末次月经后 42 天，向后推算至 280 天即为预产期。

孕妈妈要知道，预产期只是一个预估的时间，并不能准确反映胎儿的分娩日期，因为每位孕妈妈受孕的时间难以准确判断。研究发现，75% 左右的孕妇会在预产期前 3 周内及其后的 2 周内分娩，也就是在怀孕 37~42 周之间分娩。所以孕妇在孕 37 周时就应做好分娩准备，不能太以预产期为准。

（苏尧）

3. 妊娠剧吐

妊娠剧吐是指孕妇在孕早期出现严重、持续的恶心、呕吐，甚至引起脱水、酮症甚至酸中毒等并发症，需要住院治疗。大多数发生在孕 10 周之前，极少数发生在孕 12 周之后。仅有 0.3%~1% 的孕妇发生妊娠剧吐，但多发生在第一次怀孕的年轻孕妇身上。妊娠剧吐的发病机制尚不明确，可能与血中 HCG 高、甲状腺功能亢进、焦虑、忧虑等精神心理因素、胃肠功能紊乱、消化性溃疡病史、经济状况等有关。

妊娠剧吐多发生在晨起，可以在晨起或容易发生妊娠剧吐的时段选择清淡、干燥的食物，也可以根据孕妇的食欲和孕期妊娠反应情况调整进食的次数、数量、种类和时间，以减轻妊娠剧吐带来的不适。另外，为了避免胃痛的情况出现，饭后半小时内不要躺下或者一直坐着，吃饭的时候尽量坐下来，这样胃酸就不会往上走。

短暂的妊娠剧吐往往可以自行缓解，如果应用上述方法后没有得到明显改善，请及时就医。长久的妊娠剧吐会导致母体电解质紊乱、酸中毒、尿量减少、肝肾功能异常等；对胎儿是否有影响，取决于病情的严重程度，轻度或中度的妊娠剧吐对妊娠结局几乎没有影响，重度的妊娠剧吐可能会对胎儿造成影响，最常见的是低出生体重儿。妊娠剧吐与胎儿先天畸形没有明确联系。妊娠剧吐的发病机制不明确，因此主要是对症支持治疗，以缓解症状为主，无法去除病因完全消除呕吐。

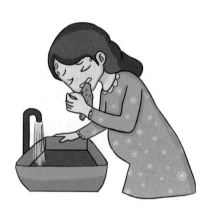

（成德翠）

4. 孕早期阴道少量流血的原因

（1）卵泡植入性出血：在距离下次月经 1 周左右，受精卵从输卵管慢慢游到宫腔里，需要在子宫内膜进行着床，当受精卵移植到子宫内膜时，会有少量的阴道出血，呈点滴状，通常不会超过 2~3 天。

（2）宫颈息肉：宫颈息肉是长在宫颈口的粉红色赘生物，是宫颈慢性炎症的结果。怀孕后盆腔充血，宫颈部位血供增加，小血管的数量增加，所以会有出血。

（3）先兆流产：表现为腹痛伴有阴道少量出血，后期可发展为难免流产。如果流产出血会增多，腹痛会加重，这时有必要行超声检查，如果超声检查可以看到胎心、胚芽，说明是宫内活胎，发生流产的概率不大。

（4）异位妊娠：受精卵在子宫腔外着床发育的异常妊娠过程，也称"宫外孕"，以输卵管妊娠最常见。常由于输卵管管腔或周围的炎症，引起管腔通畅不佳，阻碍受精卵正常运行，使之在输卵管内停留、着床、发育，导致输卵管妊娠流产或破裂。在流产或破裂前往往无明显症状，也可有停经、腹痛、少量阴道出血。破裂后表现为急性剧烈腹痛，反复发作，阴道出血，以至休克。检查常有腹腔内出血体征，子宫旁有包块，超声检查可助诊。

（成德翠）

5. 剖宫产后半年内又怀孕了，孩子能要吗

子宫就像一个装小孩子的袋子，正常顺产是打开袋口娩出孩子，但有些妈妈因为某些原因袋口打不开，或者打开后会发生可预见的更严重的后果，这个时候就得在旁边开个口子把孩子取出来，再把打开的口子缝合好。然后，切口的两边就开始生长对合，用瘢痕组织把切口彻底封起来，这个瘢痕组织什么时候封得足够结实了，就可以再怀孕了，要不然就容易把弹性不好的切口撑破，导致子宫破裂、腹腔内出血、胎儿缺氧窒息，后果十分严重。

美国妇产科医师学会指南的数据显示,在由于剖宫产瘢痕子宫准备再次剖宫产的孕妇中,还没等到手术就发生子宫破裂的比例为0.4%~0.5%。如果这部分产妇不选择剖宫产而想顺产,在尝试顺产的过程中根据两次怀孕间隔时间不同,发生子宫破裂的概率也不相同。从上次剖宫产到本次怀孕间隔 6 个月以内,顺产发生子宫破裂的概率是 2.7%;上次剖宫产到本次怀孕间隔 6 个月以上,顺产发生子宫破裂的概率是 0.9%。

国外研究结果显示,剖宫产术后一年是子宫瘢痕愈合质量最好,弹性最高的时候。随着术后时间的延长,瘢痕组织中的纤维细胞增多、平滑肌变性、胶原纤维增粗、弹性纤维缺失,反而瘢痕的弹性会越来越差。所以并不是剖宫产后的时间越长就越安全,发生子宫破裂的概率就越低。尽管近年来根据国际妇产科联盟指南的更新,两次分娩间隔 18 个月以上就可以了,但仍然建议剖宫产产妇术后 2 年再怀孕。当然,产后 1 年意外怀孕者也没必要流产。

（成德翠）

6. 什么是绒毛膜下血肿

准妈妈怀孕后在医院产检时超声报告只要提示"绒毛膜下血肿",就会非常害怕,尤其是阴道出血,有先兆流产症状时更恐惧。那到底什么是绒毛膜下血肿? 超声提示绒毛膜下血肿就一定会流产吗? 绒毛膜下血肿究竟是哪里出血,是绒毛膜腔内出血,宫腔内出血,还是羊膜腔内出血?

绒毛膜下血肿是怀孕后滋养层与蜕膜之间出血造成宫腔内积血,是绒毛膜和子宫壁之间血液（血肿）的聚集,发生率约占早孕的3.1%,超声是首选的诊断方法。症状包括阴道流血、腹痛、早产和先兆流产,是孕早期最常见的超声异常和最常见的出血原因。超声表现为宫腔内孕囊旁囊性无回声区,多数有小血肿的患者无症状。多数情况血肿小于 50ml,占孕囊的 20% 以下,孕早期多见,小的血肿影响不大,会慢慢吸收,仍然可以继续正常妊娠;反之,血肿大于 50ml,

超过孕囊 50% 则认为血肿较大。妊娠的前 9 周出现绒毛膜下血肿有一定风险，有可能会发展为难免流产。一般比孕囊大的血肿预示结局不良，可能会流产。血肿的位置可能也会影响结局，据报道，与边缘血肿相比，胎盘后血肿的结局更差。

一部分准妈妈误把超声报告中的血池当成血肿理解。血池是胎盘合体滋养层细胞侵蚀溶解了邻近的蜕膜组织形成的绒毛间隙，一般无临床意义，每个孕妇妊娠期间在不同孕周胎盘内都会出现，只要面积不大、数量不多，都不会影响宝宝生长发育。

（杨海英）

7. 孕早期测 HCG 有用吗

HCG 是由胎盘的合体滋养层细胞分泌的一种糖蛋白，主要功能是刺激黄体，有利于雌激素和黄体酮持续分泌，以促进子宫蜕膜形成，使胎盘生长成熟，对维持妊娠至关重要。胚胎着床后，合体滋养层细胞即开始分泌 HCG，可以通过血液循环进入孕妇的尿液中。在 HCG 的帮助下，滋养层细胞逐渐侵蚀子宫内膜的毛细血管内皮，与其相通，建立子宫胎盘循环，为胎儿提供营养。怀孕后，HCG 的数值变化对孕妈妈至关重要。通常受精后的第 6 天，受精卵滋养层开始形成，且开始分泌少量的 β-HCG（HCG 是一个含有 α 和 β 亚基的糖蛋白，β-HCG 即 HCG 的 β 亚单位，是其中的一个组成部分）。滋养细胞增殖的数量越多，β-HCG 的分泌量就越多。在妊娠的第 4~8 周，β-HCG 含量快速增长，约 2 天增长 1 倍，到妊娠的第 8~10 周，β-HCG 分泌量达到峰值。随后，β-HCG 水平迅速下降，并持续至分娩。β-HCG 的个体差异大，不能盲目与别人比较，重点是关注自身 HCG 的变化情况和翻倍情况。在妊娠最初 3 个月，HCG 每隔 1 天约升高一倍。

HCG 水平高低对预测先兆流产结局有重要的参考意义，因为其具有促进妊娠黄体生成并分泌孕酮的功能，可支持胚胎的生长发育，所以血清 β-HCG 能够敏感地反映滋养层细胞的绒毛功能状况。孕早期 HCG 偏低并不意味着先兆流产。孕早期 HCG 偏低可能有以下几种情况：①月经周期不规律导致孕周估计差异较大；②胚胎着床较晚；③胚胎发育不良或宫外孕。因此，即使 HCG 低，也不能盲目开始用药，需要结合孕酮值、B 超判断胚胎的存活情况和着床位置。孕早期较难准确判断，一般在 6 周后经 B 超判断胚胎着床的部位是在宫内还是宫外，并看原始心管以及妊娠囊胚芽的搏动。

如果 HCG、孕酮值均低，B 超看不到心管搏动，则可能有生化妊娠或先兆流产的可能性。如果 HCG 低，明确有流产可能，一般通过补充孕酮和 HCG 以维持妊娠。孕妇应在医生的指导下，根据个人孕酮、HCG 值口服黄体酮和维生素 E，同时禁性生活，尽量卧床休息，不要进行重体力劳动，情绪无需过于紧张或激动。如效果不够理想，也可黄体酮阴道上药，注射黄体酮或 HCG 进行保胎。

（成德翠）

8. 孕早期测孕激素的作用

孕激素也称孕酮（P）。孕酮由卵巢、胎盘和肾上腺皮质分泌，在妊娠期主要来源于胎盘。非妊娠妇女，其外周组织类固醇不能转化为孕酮，因此，孕酮生成量是肾上腺和卵巢分泌量的总和。非妊娠妇女，月经周期中外周血中的孕酮主要来自排卵后所形成的黄体，其含量随着黄体的发育而逐渐增加。妊娠期前三个月孕酮来自黄体，胎盘形成后，孕酮主要来自胎盘。孕期孕酮测定的临床意义如下：

（1）孕酮在妊娠期的变化：妊娠早期孕酮由卵巢妊娠黄体产生，妊娠 8~10 周后胎盘合体滋养细胞是产生孕酮的主要来源。随妊娠进展，母血中孕酮值逐渐升高，妊娠 7~8 周血孕酮值为79.5~89.2nmol/L（25~28.6ng/ml），妊娠 9~12 周血孕酮值约 120nmol/L（38ng/ml），妊娠 13~16 周血孕酮值约 144.7nmol/L（45.5ng/ml），妊娠21~24 周血孕酮值约 346nmol/L（110.9ng/ml），至妊娠末期孕酮值可达 312~624nmol/L（98~196ng/ml），分娩结束后 24 小时内孕酮迅速减退至微量。孕酮是用于流产患者保胎治疗的重要观察指标。

（2）孕酮在监护胚胎发育中的应用：早期妊娠测定血清孕酮浓度，评价黄体功能和监测外源性孕酮治疗作用，可明显改善妊娠预后。妊娠早期孕酮水平在 79.25~92.76nmol/L（25~30ng/ml）范围内，提示宫内妊娠存活，其敏感性为 97.5%，而且随着孕周的增长，孕激素水平缓慢增长。早期妊娠孕酮浓度降低提示黄体功能不全或胚胎发育异常，或两者兼而有之，但有 10% 的正常妊娠妇女血清孕酮值＜79.25nmol/L。妊娠期孕酮值＜47.7nmol/L（15ng/ml），提示宫内妊娠发育不良或异位妊娠。妊娠期孕酮值＜15.85nmol/L（5ng/ml）提示妊娠物已死亡，无论宫内孕还是宫外孕。由于孕酮呈脉冲式分泌，检测孕酮值低于正常值可能是孕酮脉冲式分泌的谷底，也可能是孕酮分泌不足，可择日复查；若 2 次孕酮值降低，需要适当补充孕酮。

（3）鉴别异位妊娠：异位妊娠血孕酮水平偏低，多数患者孕酮值＜47.7nmol/L（15ng/ml），仅有 1.5% 的患者孕酮值 ≥ 79.5nmol/L（25ng/ml）。90% 的正常宫内妊娠者孕酮值＞79.5nmol/L，10% 的正常宫内妊娠者孕酮值＜47.6nmol/L。血孕酮水平在宫内孕与宫外孕的鉴别诊断中，可以作为参考依据。

（成德翠）

9. 吃紧急避孕药后发现怀孕了怎么办

正常受孕过程是一个获能的精子与卵子结合成为受精卵，受精卵需要 3~4 天的时间从输卵管移植到子宫，着床后胚胎发育为胎儿。

（1）受精后 1~2 周（不敏感期）：药物对胚胎的影响是"全或无"，即要么没有影响，要么有影响导致流产，一般不会导致胎儿畸形，因此当女性在不知道是否怀孕的孕前或孕早期服用药物，一般不会对胎儿有太大影响，不必过分担心，也不必因此做人工流产。对于此期服用紧急避孕药的女性，可以选择继续妊娠，定期产检，严密关注胎儿的生长发育情况。

（2）受精后 3~8 周（即停经 5~10 周，敏感期）：这个时期是致畸敏感期，是胚胎各器官分化形成时期，极易受药物等外界因素影响而导致胎儿畸形,此时期最好不要用药,因为有害药物作用于胚胎即可产生形态上的异常而产生畸形。如必须用药,一定要在医生指导下谨慎安全用药。如有服药史,可在怀孕 16~20 周进行产前诊断(包括 B 超),进一步了解胎儿生长发育情况及排除胎儿畸形。

(3)受精 9 周以后(低敏感期):此时,胎儿的生长、各个器官已经形成,功能趋于完善,对致畸药物的敏感性明显减弱,药物不会造成明显畸形,但因为宝宝的生殖系统、神经系统、牙齿等未分化完全,仍有可能受到不同程度的影响,可表现为胎儿生长受限、低出生体重、早产率增加、功能行为异常等。

(成德翠)

10. 孕期药物使用

"是药三分毒"在中国人的心目中根深蒂固。孕期大部分孕妇对各类维生素十分喜爱,觉得吃了它们可以让肚子里的宝宝健康成长。一旦孕妇发生头疼脑热等不适,到医院检查,如果医生说需要用点药,绝大部分孕妇会和医生说"医生,算了,药我就不用了,自己忍忍,怕对孩子不好"。

孕期生病真的什么药都不能使用吗? 首先需要明确,如果疾病本身对孕妇及胎儿威胁更大,那毫无疑问必须配合医生积极有效地治疗。为了更好地在孕期使用药物,权威机构对妊娠期孕妇用药的药品安全性进行了各种分类,其中美国食品和药品管理局(FDA)制订的标准最常用。

FDA 将妊娠期药品的安全性分为 A、B、C、D、X 五级。

A 级:在设对照组的药物研究中,在妊娠前 3 个月的妇女未见到药物对胎儿产生危害的迹象(并且也没有在其后 6 个月具有危害性的证据),该类药物对胎儿的影响甚微。

B 级:在动物繁殖研究中(并未进行孕妇的对照研究),未见到药物对胎儿的不良影响;或在动物繁殖性研究中发现药物有副作用,但这些副作用并未在设对照组的、妊娠前 3 个月的妇女中得到证实(也没有在其后 6 个月具有危害性的证据）。

C 级：动物研究证明药物对胎儿有危害性（致畸或胚胎死亡等），或尚无设对照组的妊娠妇女研究，或尚未对妊娠妇女及动物进行研究。本类药物只有在权衡对孕妇的益处大于对胎儿的危害之后，方可使用。

D 级：有明确证据显示，药物对人类胎儿有危害性，但尽管如此，孕妇用药后绝对有益（例如用该药物挽救孕妇生命，或治疗用其他较安全的药物无效的严重疾病）。

X 级：对动物和人类的药物研究或人类用药的经验表明，药物对胎儿有危害，而且孕妇应用这类药物无益，因此禁用于妊娠或可能怀孕的患者。

其实，大部分维生素类药物都属于 A 级；所有的青霉素族及绝大多数的头孢菌素类药物属于 B 级。同时还要注意，同一种药物在妊娠胚胎发育的不同时期对胎儿产生的影响可能不同。

所以在孕期，对于药物使用不能投鼠忌器，一概而论。孕妇发生需要治疗的情况时，应在专业医生的指导下合理用药。

（成德翠）

11. 孕早期生病能用药治疗吗

怀孕早期是胚胎发育的关键时期，很多药物都是禁止使用的，所以孕妇在孕早期生病了需谨慎用药。孕期使用药物多数可以通过胎盘屏障进入胎儿体内影响胎儿的正常发育，导致胎儿畸形、流产等严重后果。当然，孕妇在怀孕早期生病也不可久拖不治，必要的情况下需要咨询医生，在医生指导下选择孕期用药范围药物进行合理治疗。

例如，妊娠早期出现恶心呕吐时，可考虑使用维生素 B_6 10~20mg/ 次，每日 3 次口服；如呕吐严重，需要及时就医。妊娠早期感冒嗓子疼痛时，可以考虑早上起床后用盐开水漱口，大量喝温开水，也可以喝红糖姜水、冰糖梨水等改善病情；如果症状加重合并细菌感染时则可考虑使用青霉素或头孢菌素类抗菌药物，如果对青霉素和头孢菌素类抗菌药物过敏,可考虑使用红霉素类抗菌药物、阿奇霉素。妊娠早期皮肤瘙痒时,可选用炉甘石洗剂进行局部清洗。妊娠早期便秘时,可以多吃纤维素含量高的蔬菜水果,便秘严重时也可以使用乳果糖、开塞露等缓解便秘,但是不建议灌肠,以免增加流产或早产的发生风险。

总的来讲,妊娠期用药的原则是尽量选择对孕妇所患疾病最有效且对胎儿生长发育影响最小的药物,能用一种药物就避免多种药物联合使用,能用小剂量的药物就避免大剂量用药。

（苏 尧）

12. 流产分为哪几种

流产是指妊娠不足 28 周、胎儿体重不足 1 000g 而终止者。临床将流产按发生时间分为两种:早期流产和晚期流产。早期流产:指流产发生于妊娠 12 周以前者。晚期流产:指流产发生在妊娠 12 周至不足 28 周者。

流产的分类:

(1)先兆流产:指妊娠 28 周前,先出现少量阴道流血,继之常出现阵发性下腹痛或腰背痛。经休息治疗后,若流血停止及下腹痛消失,妊娠可以继续;若阴道流血量增多或下腹痛加剧,可发展为难免流产。

(2)难免流产:指流产已不可避免,由先兆流产发展而来。此时阴道流血量增多,阵发性下腹痛加重或出现阴道流液(胎膜破裂)。

(3)不全流产:指妊娠产物已部分排出体外,尚有部分残留于宫腔内,由难免流产发展而来。由于宫腔内残留部分妊娠产物,影响子宫收缩,致使子宫出血持续不止,甚至因流血过多而发生失血性休克。

(4)完全流产:有流产的症状,妊娠物已全部排出,随后流血逐渐停止,腹痛逐渐消失。

(5)稽留流产:胚胎或胎儿已死亡,滞留在宫腔内尚未自然排出者。

（6）习惯性（反复性）流产：与同一配偶连续 2 次或以上的自然流产。

（成德翠）

13. 卧床休息对流产保胎真的有用吗

很多孕早期阴道流血的孕妇，经常认为自己是先兆流产，需要卧床休息才能保胎。怀孕漫漫十月，但凡有异常情况，亲朋好友都会来劝：赶紧上床躺着！一些更过分的例子，吃喝拉撒全在床上，24 小时由家人陪护。实际上对于出现先兆流产的孕妇，卧床休息绝不是最好的选择。首先，我们应该明白，自然流产实际是自然选择和淘汰的过程，符合达尔文的进化理论——物竞天择适者生存。胚胎着床后大约 30% 会发生自然流产，其中约 80% 为早期流产（妊娠 12 周内），且早期流产的最常见原因为胚胎 / 胎儿染色体异常，其比例高达 50%~60%。因此，需要根据先兆流产的原因决定是否保胎。至于其他引起流产的原因，必要时在下次怀孕前仔细检查，明确病因，对症治疗，但有些病因目前还无法明确。所以，卧床休息有时候并不能改变妊娠结局，如果是胚胎自身有问题，卧床休息根本就不起作用，只能是一种心理安慰。

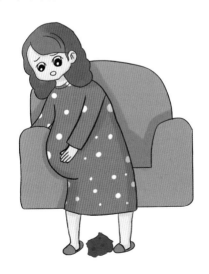

在美国,绝大多数产科医生都不推荐卧床休息。美国妇产科医师学会(ACOG)指南声明,几乎从不推荐妊娠期卧床休息,并认为这样做是不道德的。Cochrane 系统评价(世界权威的针对不同病种和疗法的系统评价)对卧床休息的综述进行了总结,认为卧床休息不改变妊娠结局,从职业道德角度对这种做法提出质疑并建议将其废弃。卧床休息保胎会带来严重危害,可以促使深静脉血栓栓塞发生。

（成德翠）

14. 为什么有些女性会在孕早期反复流产

流产相当常见,15%~25% 的女性会发生自然流产,其中80%以上发生在妊娠 12 周以前。而其中 5% 的女性会发生连续 2 次自然流产,1% 的女性发生连续 3 次自然流产。我国通常把复发性流产定义为 3 次或 3 次以上妊娠未满 28 周的胎儿丢失。造成女性复发性流产的因素以及筛查可归纳如下:

(1)遗传因素:我国《复发性流产诊治的专家共识(2022)》、欧洲人类生殖与胚胎学协会(ESHRE)均推荐对夫妻双方进行染色体核型分析(注:仅有 1 次流产史的夫妇不推荐)。

(2)解剖因素:《复发性流产诊治的专家共识(2022)》推荐对所有早期复发性流产患者及有 1 次或 1 次以上晚期自然流产史患者进行盆腔超声检查,排除子宫发育异常、子宫肌瘤和盆腔病变;对存在子宫解剖结构异常者,需通过宫腔镜、腹腔镜或三维超声进一步检查明确诊断。ESHRE 则推荐所有复发性流产患者进行影像学检查排除子宫解剖异常因素。

(3)血栓前状态:存在血栓前状态的女性,没有明显的临床表现,血液学检查也没有明确的诊断标准。《复发性流产诊治的专家共识(2022)》建议对 2 次妊娠失败的复发性流产患者进行凝血功能评价,认为必要时可以进行遗传性血栓后综合征(PTS)筛查,而 ESHRE 不建议进行先天性血栓前状态评估。

（4）内分泌因素：《复发性流产诊治的专家共识（2022）》推荐排除内分泌因素的常用筛查项目为生殖激素水平。应在月经第3天检测催乳素、卵泡刺激素、黄体生成素、雌激素、雄激素；在排卵后第7~12天检查孕激素水平。同时推荐进行甲状腺功能及空腹血糖检查，必要时进行糖耐量试验。

（5）免疫因素：免疫因素是复发性流产患者诊断和治疗中争议最大的部分。对于自身免疫性疾病患者，通常由风湿免疫科专家诊断。不建议常规筛查抗精子抗体、抗子宫内膜抗体和抗卵巢抗体。推荐行抗磷脂抗体筛查。对于同种免疫因素的排查，在排除已知所有病因后，还需符合下列条件：连续流产3次及以上、小于12周的妊娠丢失，与同一配偶发生流产、无活产、早产、12周及以上的妊娠丢失。

（6）感染因素：细菌性阴道炎、TORCH综合征均是流产的高危因素，但具体的因果关系仍需进一步确认，因此不建议进行感染因素筛查。

（7）其他不良因素：不良环境因素、心理因素、不良嗜好以及重体力劳动均可能导致流产。推荐在问诊时向患者宣教相关不良因素，并对患者进行心理因素评估。

（成德翠）

15. 什么是生化流产

有一种怀孕，从怀孕到流产也就十几天时间，一切都悄无声息，以为是月经迟来或者月经不规律，其实是宝宝来了又走了，这一种短暂的缘分，有一个专业的名字：生化妊娠。生化妊娠就是精子卵子结合形成受精卵，这个受精卵想定居在子宫内膜，但是内膜排斥它，可怜的受精卵无处可去，只好随着月经排出体外。生化妊娠标志着胚胎已经植入，且分泌 HCG，并能够在母体血液中检测到，从这一层面讲，的确可以称之为怀孕。但是植入的胚胎却由于种种原因，来不及在子宫里生长发育就快速枯萎、凋落，因此血中的 β-HCG 也随之下降甚至消失。

生化妊娠临床表现：规律月经周期的推迟，阴道流血量同月经量或稍多，偶有轻微腹痛，部分患者伴随早孕反应，但对于没有生育要求的女性，会误以为月经推后几天，无其他异常感觉，从而忽略。生化妊娠的病因尚不清楚，目前发现生化妊娠与母体因素和胚胎因素均有关，子宫内膜的厚度和容受性、卵子的质量以及胚胎质量与生化妊娠的发生密切相关。

研究表明，母体激素水平、免疫水平可能参与了生化妊娠的发病。生化妊娠又称不明部位妊娠，因此无法判断妊娠部位是否在宫腔，所以要先确保 HCG 水平下降到无法检出的水平以排除异位妊娠的可能。从本质上来说，单次或者偶然的生化妊娠对女性的身体并不会造成什么伤害，也不会影响下次怀孕，因此无需太过紧张，也不用纠结这段"短暂"的缘分，就当来了一次月经即可。生化妊娠对大多数女性的影响并不大，但反复生化妊娠就要引起重视，探寻原因。生化妊娠作为备孕路上的一个小绊脚石，女性需要正确认识它，理性看待它，然后严肃对待它！

（成德翠）

16. 孕期铁剂补充

铁对胎儿及胎盘发育和母体红细胞量增加都起到重要作用，WHO 的调查表明，大约有 40% 的孕妇会发生缺铁性贫血。对一般孕妇而言，在孕早期可以补充一定量的铁。铁是血红蛋白的重要组成成分，孕妇缺铁可能引起缺铁性贫血，轻度贫血对胎儿发育没有太大影响，但如果血红蛋白持续下降贫血加重，就可能引起母体免疫力下降、胎儿营养不良、发育迟缓甚至可能引起分娩时凝血功能障碍，导致大出血等危及生命的后果。当然铁也不是越多越好，研究表明，准妈妈过高的血红蛋白水平可能会影响胎盘毛细血管的血供，导致胎儿早产或低出生体重。此外，较大剂量的铁会影响人体对锌的吸收，导致胎儿神经系统发育不良以及低出生体重，所以如何补铁显得至关重要。

孕期补铁时间因人而异。研究表明，孕妇在整个妊娠期约需

1 000mg 铁（比非妊娠妇女增加 15%~20%），这是因为孕妈妈在怀孕之后全身血容量增加，需要摄入大量的铁元素以满足对血红蛋白的合成需要。如果孕妈妈在备孕阶段铁储备不足，孕早期就发生了贫血，则建议孕妈妈在孕早期就应该额外补铁，如果没有贫血迹象，不需要额外补铁，可以适当多吃些鱼、瘦肉、动物肝脏、蛋、虾米等动物性食品以及新鲜蔬菜增加铁储备。从孕中期开始，胎儿发育对铁的需求会明显加大，孕妈妈在孕中期每天需要补铁剂量为 25mg，孕晚期每天补铁剂量为 35mg，所以从孕中期开始建议孕妈妈除了每天多吃肉类、动物肝脏等富含血红素和铁的食品以及补充维生素 C 以利于增加铁的吸收外，也可以在医生的指导下适量补充铁剂，这样有利于应对孕中晚期铁的大量消耗。

当然，补铁也不是多多益善，补铁过量往往也是一种危害。当补铁过量时可能会引起孕妈妈肠胃不适，出现明显的便秘、恶心或者腹泻。当孕妈妈在补铁过程中出现这些不适的时候，需要去医院咨询医生，避免病情加重。

（苏尧）

17. 孕期钙剂补充

钙是人体中最活跃的常量元素，其含量占人体体重的 1.5%~2%，其中 99% 以钙盐的形式构成骨骼和牙齿的主要成分，另外 1%的钙质以游离或化合的状态在人体内参与包括心脏搏动、肌肉收缩等生命活动。

孕期补钙是不可缺少的工作，这是因为适当补钙不仅对孕妈妈自身营养状况及健康有益，对胎儿维持正常的生长发育也至关重要。不同孕期阶段孕妈妈对钙的需求量也不一样，一般来说，孕妈妈在孕早期钙的适宜摄入量是每天 800mg，孕中期为每天 1 000mg，孕晚期为每天 1 200mg。通常情况下，孕早期通过合理的膳食就能获得足够的钙，不需要额外的补充，当然如果部分孕妈妈在孕早期的饮食结构无法保证每天 800mg 的钙摄入量，同样也需要补钙。从孕 18 周起胎儿的骨骼和牙齿开始钙化,至分娩时新生儿体内约有 30g 钙沉积。这些钙主要在孕中晚期逐渐沉积于胎儿的骨骼和牙齿中,孕中期每天需沉积钙约 50mg,孕晚期每天沉积钙增至 330mg。从这个角度看,孕晚期胎儿生长速度加快,骨骼矿化达高峰,更易造成孕妇钙营养不良,所以孕晚期仍需注意补钙。尽管孕妇自身可以通过提高钙吸收率来适应钙需要量的增加,但每天仍有 200mg 的钙摄入缺口需要补足,使得每天膳食钙摄入总量达到 1 000mg。孕妇应尽可能从富含钙的食物中获取充足的钙。当饮食中钙摄入不足时,可进行钙剂补充。如果孕妇钙缺乏,母体就会动用自身骨骼中的钙来满足胎儿骨骼生长发育的需求,因此孕期钙摄入不足对母亲的健康危害更明显,会造成母亲骨密度下降,也会增加患妊娠高血压的风险。

国际妇产科协会 FIGO 建议,妊娠前、妊娠期和哺乳期每日钙膳食的推荐摄入量为 1 000~1 300mg。《中国孕产妇钙剂补充专家共识(2021)》推荐:对于普通孕妇从孕中期开始每日补充钙剂至少 600mg 直至分娩,有利于产后骨密度增加与骨骼恢复。

（张　进）

18. 孕期是否需要补充多种维生素

需要。维生素是维持人体生命活动所必需的有机物,主要参与调节机体代谢。孕期补充多种维生素一方面可以满足孕妈妈自身以及胎儿生长发育的营养所需,另一方面也可以预防胎儿出现营养不良,胎儿血液系统以及神经系统出现畸形。例如,孕期补充足量的维生素 A 有助于预防胎儿先天性视力障碍,同时还能增强孕妈妈的抵抗力,促进胎儿的生长发育。如果缺乏,则可能直接影响胎儿发育,导致胎儿骨骼和其他器官畸形,甚至发生死胎。此外,怀孕期间孕妈妈对维生素 A、维生素 C、维生素 D 等维生素的需求量相比于孕前有所增加,导致孕妈妈很难通过正常的饮食来获取足量的维生素,所以额外补充维生素就很有必要。

维生素的补充方法有很多,最常见的是食补,如通过多食用胡萝卜、西红柿、草莓、菠菜等橙黄色和绿色蔬菜水果有助于增加维生素A和维生素C的补充。当然孕期维生素的补充也不是越多越好，例如，《中国居民膳食营养素参考摄入量(2013版)》推荐孕早期女性维生素A推荐摄入量为700μg/d、孕中期和孕晚期的推荐量为770μg/d，若补充过多维生素A，则可能导致维生素A中毒症，表现为嘴唇干裂、皮肤干燥、头痛、嗜睡与恶心等症状，需要及时就医。多重维生素的补充时间大多可以从孕早期就开始，持续整个孕期，有的医生建议孕前就补充，如叶酸可从孕前3个月开始，也可持续整个孕期。

（苏 尧）

19. 孕期需要补充哪些微量元素

孕妈妈在孕期补充微量元素非常重要，如果孕妈妈由于妊娠反应或者偏食、挑食等原因导致摄入不足，将影响胎儿的生长发育。孕期需要补充哪些微量元素呢？

（1）铁：是血红蛋白的主要成分，是制造红细胞的必备原料。孕妈妈如果缺铁，直接影响胎儿身体和智力发育，同时也影响孕妈妈的身体健康。孕妈妈需每天补充10~30mg的铁元素，铁存在于动物肝脏、肉类、黑木耳、海带、豆类、蛋类等食物中，也可服用含铁的药片。

（2）钙：是胎儿骨骼和牙齿发育及母体钙代谢的需要，孕妈妈应每天摄入1 000mg，孕晚期应补充1 500mg，富含钙的食物有牛奶、豆腐、鸡蛋、虾米、海带，也可服用钙片。

（3）碘：孕妈妈每天需要补碘200μg，如果碘缺乏将引起胎儿大脑发育不良，影响孩子智力，也会引起孕妈妈甲状腺功能紊乱。但补碘也不能过多，过多会引起甲状腺功能减退或甲状腺功能亢进。碘存在于海带、海白菜、紫菜、虾皮、海鱼等食物中，也可食用含碘盐。

（4）锌：锌能促进身体生长发育、智力发育，增加食欲，保护皮肤黏膜，增强免疫功能；也在机体代谢中起重要作用。如果缺锌，孕妈妈可能伤口愈合困难，胎儿也可能发育迟缓甚至畸形。动物血、肉类、肝脏、蛋类、白瓜子都富含锌。

（5）磷：磷与钙都是胎儿骨骼和牙齿发育不可缺少的矿物质，磷又是大脑神经细胞发育所需要的重要物质，孕妈妈需要从食物中获取。一般大豆及豆制品、鱼和所有动物的脑组织中富含磷。

孕期有些孕妈妈呕吐现象比较严重，或者挑食偏食，容易导致维生素、微量元素摄入不足，发生营养不良，影响宝宝的生长发育，这就需要额外补充维生素和微量元素。

（翁剑蓉）

20. 孕期 DHA 补充

DHA（二十二碳六烯酸）是一种 ω-3 脂肪酸，俗称脑黄金，是一种对人体非常重要的不饱和脂肪酸。研究发现，DHA 是神经系统细胞生长及维持的一种主要元素，是大脑和视网膜的重要构成成分，能优化胎儿大脑锥体细胞磷脂的构成成分，对胎儿脑部和胎儿视力的发育起到重要作用，此外也有利于降低孕妈妈产后抑郁的发生风险。孕妈妈在怀孕期间补充 DHA，一方面可以满足母体的需要，另一方面也可以满足正在发育中的胎儿的需要。DHA 补充的黄金时期是孕中晚期（孕 20 周后）到产后 6 个月，这个时期胎儿的大脑发育速度加快，对 DHA 的需求也相应增加，而胎儿脑部发育所需的 DHA 都是靠母体获得。所以，一般只需要此时期的孕妈妈保证 DHA 的足量摄入即可，而在怀孕初期也就是前三个月则不需要特意补充 DHA，只要营养均衡即可。

适量的 DHA 有助于胎儿的发育。对于孕妈妈来说如何补充DHA 十分重要，中国营养学会建议孕期 DHA 最低摄入量应为每天200mg。通常情况下，可以通过调整膳食结构，多吃一些富含 DHA的食物来补充，如沙丁鱼、金枪鱼、黄花鱼、秋刀鱼、鳝鱼、带鱼以及藻类等富含 DHA 的食物。此外，孕妈妈也可以在医生的指导下，通过鱼油 DHA、藻油 DHA 等营养补充剂来进行补充，只要产品合格，服用量适当，该方法也是可行的，一般不存在安全风险。

（苏 尧）

21. 孕早期有哪些健康保健要点

孕早期健康保健非常重要。如果知道自己怀孕了，首先需要到医院检查，明确是否宫内妊娠，排除宫外孕，明确是单胎妊娠还是双胎妊娠。在医生的指导下，根据既往的月经史、末次月经情况，结合B超，推算预产期，核实孕周。如果出现腹痛、阴道出血、剧烈呕吐或者发热等情况，应立即到医院就诊。

孕妈妈在孕早期需特别注意做好以下几点：①避免接触不良因素，如吸烟或被动吸烟、饮酒及咖啡类饮料，接触没有免疫的猫狗等宠物、放射线、农药、有毒有害物质等；因病服药需经医生指导，避免使用可能影响胎儿正常发育的药物；禁止性生活。②孕早期每天口服叶酸 0.4~0.8mg，预防胎儿神经管畸形。③孕妈妈正确认识妊娠反应，呕吐后仍要坚持进食，吃一些清淡食物，营养摄取要全面而平衡。孕早期不需要额外增加能量，应少量多餐，其中碳水化合物 50%~60%、蛋白质 15%~20%、脂肪 25%~30%。此期孕妇体重变化不明显，但呕吐严重，如出现水电解质酸碱平衡紊乱或酮症，需要住院治疗。④保持心理健康，解除精神压力，预防孕期后、产后心理问题的发生。

孕早期还有一项重要保健内容就是到定点产检医院建立孕期保健手册，评估孕期的高危因素，有无妊娠合并症，是否可以继续妊娠，如果高危妊娠是否需要转诊到上级医院进一步产检。如果孕妈妈年龄 ≥ 35 岁，有不良孕产史，有遗传病家族史，接触过有毒化学物质、放射线及病毒感染者，夫妇一方或双方有染色体异常者，需要到医院进行产前诊断。

孕早期的 B 超检查很重要：可以核实孕周；双胎可以确定绒毛膜性质；孕 11~13 周 ⁺⁶ 可以测量胎儿颈部透明层（nuchal translucency，NT）的厚度，这是早期唐氏筛查的重要内容。孕妈妈们千万别错过！

（翁剑蓉）

22. 第一次产前检查

自测尿 HCG 阳性或月经较规律的女性停经时间超过 5 周，可至医院明确是否怀孕，早期阴道超声可明确胎儿是否存在原始心管搏动、妊娠囊位置等。明确宫内妊娠且意愿继续妊娠的孕妇，孕 12 周左右可至意愿分娩的医院进行第一次产前检查，登记基本信息，预约 NT 超声检查时间及抽血等项目检查，预约下次产检时间。

第一次产前检查需要登记基本信息，病史及家族史，测量身高体重血压等，评估妊娠风险。进行一次 B 超扫描，若孕周合适，在胎儿体位标准的情况下，可进行 NT 测量。第一次产检抽血项目较多，包括血常规、肝肾功能、传染病筛查（HIV、HBV、梅毒等）、生化指标、血型等，另外还需进行尿常规检测。

（王红坤）

23. 孕早期出生缺陷筛查

出生缺陷是指胎儿在发育过程中所发生的结构或功能的异常。如产前超声检查发现的严重体表或内脏结构异常，以及生后数月或数年才出现的代谢病等。因此，对孕妇进行产前筛查，能够在普通人群中发现可能生育出生缺陷患儿的高危孕妇，针对性地进行产前诊断，尽可能降低或避免新生儿出生缺陷。

孕早期一般定义为孕 13 周⁺⁶ 以前。在孕 11~13 周⁺⁶ 的时间范围内，可以进行一次包括 NT 在内的超声检查，同时初步进行胎儿结构畸形的早期筛查，能够发现例如露脑畸形、单心房单心室、致死性骨骼发育不良等严重的胎儿发育异常。此外，完成 NT 检查后可进行早期唐氏筛查，亦可于孕 12 周后进行无创胎儿游离 DNA 检测，即 NIPT，对胎儿是否存在染色体异常进行筛查（早期唐氏筛查与 NIPT 二选一即可）。在有妊娠高危因素，如 NT 增厚、NIPT 高风险、不良孕产史等，需行产前诊断的孕妇，可行绒毛穿刺进行早期诊断，获取有关胎儿遗传物质的相关信息，以便及早进行后续干预及处理。

（王红坤）

24. 什么是早期唐氏筛查

唐氏综合征又称"21-三体综合征"，即较正常人多了一条编号第21号的染色体，是新生儿中最常见的先天性染色体异常疾病，会导致智力障碍、特殊面容、心脏畸形及其他脏器的发育异常等，生活自理能力差，且无治疗方法，给家庭及社会带来沉重的养育负担。对胎儿进行唐氏筛查能够对胎儿罹患21-三体综合征的风险进行初步评估，在高危孕妇中进行产前诊断明确胎儿是否为唐氏儿。在孕早期进行的唐氏筛查即为早期唐氏筛查。

胎儿的颈项透明层（NT），是在胚胎第7~8周时由于毛细淋巴管内淋巴液积聚于颈淋巴囊、淋巴管内形成的。孕10~14周的胎儿在淋巴管与颈静脉窦相通之前，有短暂的淋巴液回流障碍，两者相通之后，NT逐渐消失。存在染色体异常、结构畸形等胎儿可能存在淋巴系统发育延缓、颈淋巴囊异常、胸腔压力升高等多因素影响，两者的相通有所延迟，大量淋巴液于颈项透明层聚积，往往伴有NT增厚改变。

NT增厚与胎儿染色体异常、结构异常及单基因病等发生风险增加有关，且该风险随着NT增厚程度的增加而增加，与胎儿预后相关。

检测方法：在孕11~13周+6，B超显示胎儿头臀长为45~80mm时，测得的NT数据，同时对孕妇进行抽血检查，结合孕妇血清中的PAPP-A和β-HCG两种血清标志物，计算胎儿唐氏综合征（21-三体）及爱德华综合征（18-三体）的风险值。

（王红坤）

25. 什么情况需要绒毛活检

绒毛活检主要有经宫颈和经腹两种取材方法，常用经腹绒毛活检,一般在孕 11~14 周进行,孕妇腹部皮肤局麻后,在超声引导下穿刺针经腹进入胎盘绒毛部分,吸取胎盘内的少许绒毛组织(约 5mg)进行实验室检查。

当需要早期诊断胎儿染色体异常及各种单基因遗传病(如地中海贫血、遗传代谢病等)时,可进行绒毛活检。绒毛活检的风险(包括妊娠丢失率、出血、破水等)较羊膜腔穿刺高,另外由于存在胎盘局限性嵌合的可能,绒毛检测结果准确性较羊水检测低。但绒毛活检可早期获取产前诊断结果,决定后续妊娠处理,如多胎妊娠时选择性减胎等,因此依然有其优势。

(王红坤)

26. 什么是植入前检查

植入前检查是指在进行第三代试管婴儿助孕的过程中,对体外受精形成的胚胎进行植入前胚胎遗传学检测(preimplantation genetic testing,PGT),根据基因检测结果,选择合适的鲜胚或冻胚进行移植。

植入前胚胎遗传学检测目前主要有三种类型:

(1)PGT-M(PGT for monogenic disorder):针对单基因病进行的 PGT,如夫妻一方或双方携带已知致病或可能致病的遗传性基因突变。

(2)PGT-SR(PGT for structural rearrangement,PGT-SR):针对染色体结构重排进行的 PGT,当夫妻双方或其中之一存在染色体平衡易位或缺失/重复时,自然受孕生育染色体异常胎儿可能性大,此方法可帮助部分染色体异常的夫妻实现不受染色体结构异常(易位)影响的妊娠。

(3)PGT-A(PGT for aneuploidy):针对非整倍体进行的 PGT,在染色体正常的夫妇中,由于高龄等原因多次出现染色体非整倍体异常的胎儿或反复流产,进行 PGT-A 可以识别新发非整倍体胚胎,包括亚染色体缺失和增加(重复)。理论上讲,避免移植这些胚胎将减少流产和妊娠失败相关并发症的风险,并提高可存活妊娠的概率。

(王红坤)

27. 孕早期检查 B 超未见到胎心搏动怎么办

怀孕一个月后来医院做超声检查,报告上写着宫内妊娠却"未见胎心搏动"。期盼已久终于怀孕了,而且又不是宫外孕,宝宝怎么会没有心跳呢? 难道是宝宝不好吗? 也不一定。

准妈妈先了解一下胚芽的生长过程,就不会紧张了。正常怀孕后超声检查孕囊内先显示卵黄囊,之后胚芽、胎心逐渐显示。通常从末次月经算起,5 周末胚芽 2~3mm 时就能见到原始心管搏动,但此时多数超声图像不清晰,超声仪器难以识别;阴道超声通常比腹部超声提前 1 周左右显示胎心搏动,一般怀孕后阴道超声估测胎龄 6 周⁺²,胚芽头臀长 5~6mm 时,总能见到胎心搏动。正常情况下孕 7~8 周胎心搏动最清晰。

目前孕早期来医院做 B 超,首选阴道超声,安全、不用憋尿,方便快捷,可早期明确诊断,排除宫外孕。超声报告如显示没看到胎心搏动,大致有以下几种情况:①孕周太早,胚芽还未长出,只看到孕囊卵黄囊,没长出胚芽自然看不到胎心搏动,不要着急,需要复查;②胚芽太小,但又不愿阴道超声检查,此时腹部超声难以识别,需要复查;③以下情况考虑胚胎停育:孕囊在初次检查时是空的,7 天或更长时间随访,孕囊平均内径大于 25mm 以后仍然未见卵黄囊或胚芽,或有胚芽,大于 5mm 未见胎心搏动,均考虑胚胎停育。此时没必要再随访 B 超,应尽早就诊选择合适的流产方式,对于反复流产的妇女,应进行流产物的遗传实验室检查,进一步明确病因,为以后优生优育做准备。如果怀孕 7 周,阴道超声看不到胎心搏动可能是流产的征兆,随访 B 超的同时应及时到医院抽血化验血 HCG。

(杨海英)

28. 孕期一般要做几次 B 超检查

怀孕后,准妈妈产检都需要做超声检查,她们经常困惑:孕期一般要做几次 B 超检查,超声检查做多了是否对胎儿有害? 超声检查对胎儿是安全的,超声没有放射性危害,医学上使用的超声是低强度的,而且常规的孕期超声检查时间并不长。因此,至今尚没有因超声检查引起胎儿畸形的报道。正常情况下,整个孕期一般做5次B超检查。

(1)孕10周前:一般从停经约50天开始,主要诊断是宫内还是宫外妊娠,观察胚胎发育情况,明确孕囊数,明确是单胎还是双(多)胎,可以早期发现异常妊娠或子宫附件疾病。

(2)孕11~14周:主要测量胎儿颈项透明层(NT)值,排除部分早发畸形。

(3)孕18~24周:最重要的一次胎儿系统超声检查,能排除约70%的结构畸形。但是,超声检查有局限性,受各种因素影响,超声提示未见明显异常,并不等于一切正常,一些晚发或潜在的胎儿畸形要在孕晚期或生后才能发现。

(4)孕28~32周:主要进行胎儿生长测量及多普勒脐血流测定,估测胎儿生长发育,有时可检查出一些晚发的胎儿畸形,颅脑畸形,侧脑室增宽大于15mm脑积水最常见,还有消化系统、泌尿系统畸形,胎儿生长受限(FGR)或胎盘病变等。

(5)孕36~40周:主要估算胎儿体重,观察胎位、羊水、胎盘位置、脐动脉血流及脐绕颈等情况,以便临床选择合适的分娩时间及正确的分娩方式。

希望准妈妈们能够正确科学地理解孕期超声检查,把握好检查时机,不能由于害怕或不重视孕期超声检查而擅自减少检查次数、更改检查时间,以免造成漏诊或延误诊疗时机。但也没必要过于紧张,频繁要求做超声检查。当然,如果有异常,宝宝发生缺血缺氧、过期妊娠超过40周以及胎盘植入等,需要遵从医嘱及时进行超声检查,必要时可能增加检查次数。

(杨海英)

29. 三胎妊娠是否需要减胎

一次妊娠宫腔同时有三个胎儿时称为三胎妊娠。三胎妊娠的母体并发症及新生儿并发症远高于双胎及单胎妊娠。三胎妊娠的平均分娩孕周是 32 周，而双胎和单胎分别是 35 周和 39 周。三胎妊娠可能出现早产、胎儿宫内生长受限、多胎生长不一致、畸形、双胎输血综合征、无心双胎、脐带缠绕、胎死宫内等多种新生儿并发症。其中最常见的风险是自发性早产，发生率高达 90%，而因为早产儿发育不成熟，所继发的呼吸窘迫综合征、颅内出血、坏死性小肠炎、感染等早产儿并发症也大大增加。对于母亲来说，孕育三胎对体力要求很高，会加重心脏负担，妊娠高血压疾病发生概率也会增加，甚至还会带来经济负担。

如果在产检时已经发现有异常胎儿，一般会对异常胎儿进行选择性减胎。而对于产检暂无异常的孕妇，考虑到三胎对于母儿可能造成的不良结局，也可以行减胎术，一般在孕 10~13⁺⁶ 周进行，常规是随机选择胎儿。研究表明，减胎后，分娩孕周增加，新生儿死亡率降低，且母体的糖尿病、高血压等发病率也降低。因此，三胎妊娠时，应充分考虑胎儿的绒毛膜性质、母体健康状况、家庭经济情况、新生儿脐带情况等多种因素，权衡利弊，充分尊重母亲意见，作出对母儿最合适的选择。

（卢　聪）

30. 孕期出门旅游有哪些注意事项

对于孕妈妈来说，孕早期和孕晚期都不适宜出门旅游，易导致流产或早产。建议想要出门旅游的最好选在孕 16~28 周，此时期孕妇已适应怀孕生理变化，身体状态最佳，不适症状最少。

（1）出发前先去产科门诊评估身体状况，征询医生的建议。

（2）出发前做好准备工作：随身携带就诊卡，出发前查明当地的医院和交通，以防遇到紧急情况。

（3）准爸爸的陪伴必不可少：不仅可以解闷，在遇到突发状况时，也能及时照顾。

（4）选择适宜的交通方式：短途旅行可以坐车，但不宜久坐，每隔

1~2小时起来活动一下,有利于全身血液循环,避免长时间坐姿导致胎儿缺氧,防止形成下肢静脉血栓。长途旅行建议选择飞机或火车。

(5)注意饮食:多喝水、多吃水果,避免吃一些生冷或不新鲜的食物,以防便秘和腹泻。随身携带一些富含营养的食品,如巧克力、牛肉干或肉松、汉堡,弥补路途中饥饿或旅途饭菜营养供应不足。

(6)注意休息,避免体力不支:长时间行走容易导致血液下流,腿脚肿胀。如果出现身体不适,如腹痛、感冒、阴道出血等,需及时就医治疗。

(7)选择安全的活动:突然加速和减速,或是强着陆,都会对胎儿造成威胁;在酒店休息应每天淋浴,千万不要盆浴,远离桑拿、按摩和浴缸,使用自带的床单、被罩,勤换内衣裤。

(8)穿着不紧勒,对宝宝发育更有利,也能让孕妈玩得更开心。

(9)定时产检,可就地产检,随时了解健康情况。回到住地以后,再去指定医院复查,并告知之前的检查结果。

(刘雯彧)

31. 孕期可以坐飞机吗

怀孕坐飞机会有不良影响,通常不建议孕早期和孕晚期孕妇乘坐飞机。在怀孕初期,胚胎刚刚着床,胎儿与母体之间的联系并不牢靠,易出现流产。在飞机起降时,由于气流的颠簸通常会有胃肠道反应,而孕妇存在早孕反应,更易诱发呕吐;在孕晚期,高空气压的变化还可能导致子宫收缩,引起胎膜早破,出现先兆早产。孕妈妈适当乘坐飞机所承受的太阳辐射可以忽略不计,只有当孕妇长期在飞行过程中暴露于噪声、振动和太阳辐射,才会有流产的可能性。孕妇坐飞机过安检仪的辐射数值很低,对身体的影响接近零。安检门和手持式仪器是通过感应电流检测金属的,对孕妇基本无害,而行李检测仪则是一种特殊的X线机器,有少量辐射,但也控制在安全剂量范围内,只要不靠得太近就可以。孕妇在坐飞机前2周需进行产检,了解自身情况。若身体状况良好,符合要求,就可以乘坐飞机,但要注意以下几点：

（1）尽量坐过道旁边的位置，起身活动更加方便，适当走动以改善血液循环，必要时按摩腿部肌肉，以降低下肢静脉血栓的发生概率。

（2）系好安全带，防止摔跌碰撞，安全带系在腹部以下大腿根以上，不要系在腹部。

（3）准备一些小吃对抗饥饿。

（4）衣服要舒适，注重保暖，背后放个小枕头，以缓冲颠簸。

（5）穿一双轻便而舒适的鞋，以免拖鞋后脚浮肿难以再穿上。

（6）身体有突发情况，如不明原因的腹痛、阴道出血、宫缩、阴道大量排出水样液体（羊膜破裂）、阴道排出组织或血块等，应及时通知乘务员。

（刘雯彧）

32. 孕期需要接种哪些疫苗

一般疫苗可分为灭活疫苗和非灭活疫苗两类。灭活疫苗是指疫苗中的微生物通过化学或物理方法杀灭了，但已足够让人体产生免疫力，这样的疫苗孕期是可以使用的。非灭活疫苗指减毒或减活疫苗，是减弱了致病力的微生物，理论上减毒活疫苗对胎儿有风险，孕妇应禁用。

常见的灭活疫苗有哪些呢？什么情况下孕妇需要接种这些疫苗呢？

（1）流感灭活疫苗：如果是在流感高发季节，无论处于妊娠的任何时期，都可以接种灭活流感疫苗。但经鼻吸入的流感疫苗是减毒活疫苗，孕妇禁用。

（2）百白破疫苗：推荐孕期接种。在妊娠的任何阶段都可以接种，最佳接种时间是孕27~36周，可以预防白喉、无细胞性百日咳、破伤风，使宝宝和孕妈妈都得到保护。

（3）有些疫苗虽然是灭活疫苗，是否接种应视具体情况而定。当孕妇暴露于疾病的风险高，感染对孕妇和胎儿可能有风险，而接种疫苗不太可能导致伤害，接种疫苗利大于弊的情况下可以考虑接种，比如灭活的甲肝疫苗、乙肝疫苗、肺炎球菌疫苗等。而有些疫苗虽然是灭活疫苗，比如脑膜炎双球菌疫苗、伤寒疫苗等，常规情况下不推荐孕妇接种。

孕期禁忌接种的疫苗：减毒活疫苗，孕期禁忌接种。常见有麻疹疫苗、风疹疫苗、流行性腮腺炎疫苗、水痘疫苗、卡介苗等。

有些特殊疫苗，在孕期遭遇突发状况时可以接种。当孕妇被狗或其他动物咬伤，可以接种狂犬病疫苗灭活病毒疫苗；当伤口被污染后，可以接种破伤风类毒素。

此外，还有一类生物制剂，虽不是疫苗，但也可以用于疾病预防，比如配合狂犬病疫苗使用的狂犬病免疫球蛋白、配合破伤风类毒素使用的破伤风免疫球蛋白、用于保护暴露于水痘的健康孕妇使用的水痘免疫球蛋白等。

（翁剑蓉）

33. 接种 HPV 疫苗后发现怀孕了怎么办

人乳头瘤病毒（HPV）是一种常见的性传播病原体，可以通过性生活和密切接触传播，主要感染部位有子宫颈、阴道、咽喉部等。超过 80% 的妇女都感染过 HPV，90% 以上的 HPV 会在 2 年内自然清除，少数的 HPV 感染会导致子宫颈癌。高危型 HPV 感染是导致癌前病变及子宫颈癌的必要条件，严重影响妇女健康。

接种 HPV 疫苗能够有效预防 HPV 感染，是预防子宫颈癌的重要方法。HPV 疫苗共有三种，二价、四价和九价。目前，三种疫苗接种人群的年龄范围均已扩展至 9~45 岁。女性的生育高峰期为20~34 岁，与疫苗接种的适合年龄多有重叠，这就导致有很多女性在接种 HPV 疫苗后意外发现怀孕了。那么，接种 HPV 疫苗后发现怀孕了，可以继续妊娠吗？

HPV 疫苗主要原理是诱导人体产生抗体，在病毒进入人体后与病毒结合,从而防止HPV感染。目前,对于接种HPV疫苗能否继续妊娠还没有确定的结论,没有发现接种疫苗会增加不良妊娠结局的发生率。

妊娠期建议接种疫苗,近期准备妊娠者和哺乳期妇女应该在哺乳期后再接种疫苗。

因此,对于准备怀孕的女性,应该检查是否感染HPV,并且尽早接种HPV疫苗,接种后在1~2个月经周期内应该避孕,准备怀孕就放弃孕前接种疫苗。若接种疫苗后发现怀孕了,没有报道会导致流产、胎儿畸形等,可以继续妊娠,但应定期产检,完成胎儿畸形筛查,听从产科医生的指导,为生产一个健康的宝宝而努力。

（甘旭培）

34. 孕期可以同房吗

相信很多孕妇都有这样的疑问,怀孕后可以同房吗？ 这也是产科门诊常碰到的一个问题。

其实,怀孕期间夫妻双方是可以有性生活的。适度的性生活可以调节夫妻间的感情,让孕妇身心愉悦,减少孕期焦虑。但是,选择合适的时间、正确的方法和姿势是孕期安全同房的重要保证。

首先孕早期,即妊娠的前3个月,不建议或可以进行少量的性生活。此时胎盘还未形成,胚胎处于发育分化、胎儿形成时期。剧烈的刺激会导致子宫收缩,导致流产。孕中期,即孕4~7个月,可以进行正常的性生活,此时不容易发生流产。孕晚期,即孕7个月后,也不建议有性生活,此时性生活诱发的子宫收缩可能导致胎膜早破、胎盘早剥、早产等。

其次,夫妻双方在性生活前应该注意卫生,清洁性器官。不洁的性生活可能导致感染细菌,引起阴道炎,导致流产、死胎、早产等不良结局。同时,孕妇是阴道炎的易感人群,发现阴道白带异常时应该及时纠正,尽早治疗。

最后,正确的方法和姿势也是孕期安全性生活的保证。进行性生活前应有充分的准备，选择不压迫子宫的体位，包括女方在上位、侧卧位、后侧位等。同时，男方不能插入太深或剧烈运动，防止撞击诱发宫缩。出现腹痛或阴道流血时要立即停止并尽早去医院就诊。在进行性生活的时候，还需要关注孕妇的情绪，保持身心愉悦非常重要。

正常的乳房触摸是可以的，但是在进行性生活时应该避免刺激乳头及乳晕。因为刺激所产生的神经冲动会诱发大脑垂体释放催产素，引起子宫收缩，导致流产、早产，特别是有自然流产经历的孕妇。

（甘旭培）

第三章 孕中期(孕 14 周~孕 27 周$^{+6}$)

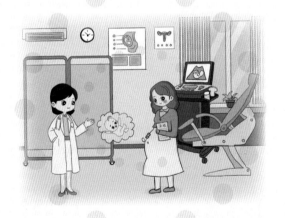

1. 孕中期有哪些健康保健要点

孕中期的小宝宝慢慢在长大,逐渐有了四肢活动,有了吞咽和排尿功能,有了呼吸运动。孕妈妈的身体也慢慢有了变化,子宫在增长,乳腺在增生,更令孕妈妈感到兴奋的是可以感到胎动,用听诊器可以听到胎心,这些就是孕中期的特点。在这个特别时期,除了定期产检,孕妈妈的健康保健又有哪些注意事项呢?

首先饮食需要营养均衡,适当增加鱼、禽、蛋、瘦肉等优质蛋白质的摄入;适当增加奶类的摄入,奶类富含蛋白质,也是钙的良好来源;适当增加碘的摄入,孕期碘的推荐摄入量230μg/d;常吃含铁丰富的食物,有指征时可额外补充铁剂。孕期要注意多种维生素和微量元素的补充,如钙、铁、锌、硒、维生素 A、B 族维生素、维生素 C 等。此外,饮食要清淡,适当增加膳食纤维的摄入。通过合理饮食,适量运动,维持体重的适宜增长,既保障宝宝生长需要的营养,又防止营养过剩引起一系列母儿并发症。

这个时期的孕妈妈根据自身情况,可以坚持上班,但要避免重体力活动和长时间站立或久坐;干活要量力,避免压迫、碰撞、扭伤。可以增加 1~2 小时的午休,避免长时间仰卧位,多采取左侧卧位。适当运动,有利于宝宝的发育和自身健康。保持良好的心态,着手进行宝宝的胎教。不吸烟、喝酒止毒品;少喝咖啡、茶和可乐等含糖饮料,减少咖啡因的摄入。希望通过努力,孕妈妈和宝宝能够平稳健康地度过整个妊娠期。

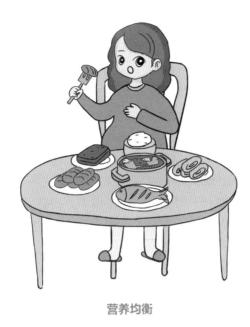

营养均衡

（翁剑蓉）

2. 孕中期如何补充营养

孕中期一般指怀孕的第 14 周到怀孕的第 27 周^{+6} 这段时期。此时期胚胎发育阶段完成，胎盘已经形成，流产的风险也大大降低，胎儿进入相对比较安全的阶段。此外，孕妈妈在该时期的早孕反应也会逐渐消失，大部分孕妈妈胃口开始明显好转，此时补充营养来确保宝宝的营养供给格外重要。

（1）补充足够能量：准妈妈在孕中期要保证蛋白质及碳水化合物的摄取量充足，少食多餐，补充充足的能量以维持身体各器官的健康以及胎儿的发育。

（2）补充矿物质：孕中期血容量及红细胞迅速增加，并持续到分娩前，对铁的需要量增加，因此要注意补充铁。此外，孕中期胎儿骨骼和牙齿等发育都需要足量钙的支持，为了保证胎儿身长的正常增长，必须保证脊柱、四肢、头颅骨及牙齿的正常钙化，一定要补充足够的钙。

（3）补充 DHA：孕中期胎儿脑部生长发育增快，脑细胞的数量开始迅速增加，所以需要增加有利于大脑发育的营养物质，如 DHA 等。

（4）补充维生素：孕中期维生素 C 和 B 族维生素的需要量增加，孕妈妈应增加这些维生素的摄入。例如，孕中期孕妈妈可以多吃花菜、白菜、西红柿、黄瓜、四季豆等新鲜蔬菜以及水果满足维生素 C 的需求，也要多吃猪肉、动物肝脏／肾脏、蛋类、糙米、小米、玉米、花生仁等食物补充维生素 B_1。

孕中期的营养补充对整个孕期来说十分关键，既要避免营养不良影响胎儿的生长发育，又要防止营养过剩导致孕妇肥胖。

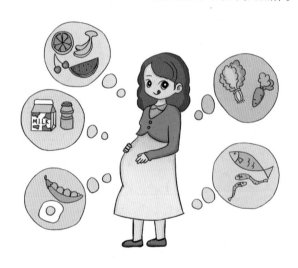

（苏 尧）

3. 孕中期产检主要查什么，多长时间查一次

首先需要定期产检，一般 4 周产检一次，如果有异常需要增加产检次数。孕中期产检包括了解孕妈妈血压，体重增长情况，血常规、尿常规；胎儿的生长状况，如测量孕妈妈宫底高度、腹围增长情况，B 超监测宝宝各生长径线等。

在孕中期有 3 个特殊检查：

（1）产前诊断项目：无创产前基因检测（NIPT），主要筛查常见胎儿染色体非整倍体异常，即 21- 三体综合征、18- 三体综合征、13- 三体综合征，适宜孕 12~22 周；孕中期胎儿染色体非整倍体异常的母体血清学筛查（俗称唐氏筛查），适宜孕 15~20 周；羊膜腔穿刺术（妊娠 16~22 周）。具体如何选择，建议根据孕妈妈自身的情况，听取产前诊断医生的意见，合理选择上述一项检查。

（2）孕 20~24 周胎儿系统超声筛查，筛查胎儿有无严重的畸形。

（3）孕 24~28 周行 75g 糖耐量试验，了解孕妈妈有没有得妊娠糖尿病。正常上限：空腹血糖水平为 5.1mmol/L，1 小时血糖水平为 10.0mmol/L，2 小时血糖水平为 8.5mmol/L。

另外对于有宫颈功能不全高危因素的人群，可以在行胎儿系统超声筛查时测量宫颈长度，正常下限 ≥ 25mm。

孕中期产检的目的在于对孕妈妈进行全面评估，筛查妊娠高血压、妊娠糖尿病，以及可能有胎儿出生缺陷的需产前诊断人群，及时予以转诊到有资质的医院进行检查和监护。

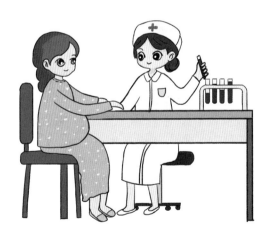

（翁剑蓉）

4. 什么情况需要增加产检次数

合理的产前检查不仅能保证孕期保健的质量,也可以节省医疗卫生资源。目前我国推荐的产检孕周:妊娠 6~13 周⁺⁶、14~19 周⁺⁶、20~24 周、25~28 周、29~32 周、33~36 周、37~41 周,共检查 7~11 次。有高危因素者,酌情增加产检次数。

哪些属于高危因素呢? 可以分为孕前高危因素和孕后高危因素,也可以分为孕妇自身的高危因素和胎儿引起的高危因素。常见的有:

(1)年龄、身高和体重、骨盆狭小或畸形:孕妇年龄小于 18 岁或大于 35 岁;身高在 145cm 以下,BMI 在 18kg/m² 以下或 24kg/m² 以上的孕妇。

(2)曾经有过异常孕产史:比如习惯性流产、早产、死胎、死产、过期妊娠以及各种难产的生育史,或者分娩过巨大胎儿、低体重儿、畸形儿等。

(3)妊娠合并症和并发症:比如孕前有高血压、糖尿病、肾脏疾病、自身免疫性疾病、血液系统疾病、甲状腺疾病;孕期发生妊娠高血压综合征、妊娠糖尿病、妊娠期病毒性肝炎、妊娠期肝内胆汁淤积综合征等。

(4)接触过有害物质:如放射性、农药、化学性毒药;妊娠期感染病毒,如巨细胞病毒、疱疹病毒、风疹病毒。

(5)此次妊娠怀有巨大胎儿、多胎妊娠、胎儿生长受限、胎位不正、胎儿畸形等。

(6)孕期出现前置胎盘、胎盘早剥、羊水过多或过少。

(7)血型:女方是 O 型血,丈夫是非 O 型血;或者女方是 Rh 阴性血,丈夫是 Rh 阳性血。

上述是常见的妊娠高危因素,都将造成本次妊娠的危险,增加孕妈妈和宝宝不良结局的风险,所以当孕妈妈出现上述高危因素,应听从产检医生的意见,适当增加产检次数,做好母儿监护,保障母儿安全。

（翁剑蓉）

5. 什么是大排畸

产前胎儿大畸形的超声筛查俗称"大排畸",不是三维、四维超声,是医生通过二维超声对胎儿解剖结构进行系统筛查,属于Ⅲ级超声检查,是怀孕后最重要的一次超声检查,适宜孕周 20~24 周,该阶段胎儿多个器官已发育成熟,羊水量适中,胎儿相对容易变换体位,有利于超声筛查胎儿结构。大排畸筛查的内容包括:胎儿数目、胎心搏动、胎儿大小、胎儿结构畸形筛查、胎盘位置和羊水情况。所观察的器官结构包括:头颅、颜面部、颈部、胸部、心脏、腹部、脊柱、四肢、胎盘、脐血管,其余结构未列入超声筛选范围。但是准妈妈要知道,孕中期大排畸是筛查胎儿已表现出来的大部分的结构畸形。超声对胎儿结构的观察依赖宝宝在妈妈子宫里合适的体位,如果妈妈不胖、腹壁不厚、宝宝比较乖,前后左右的结构都可清晰显示,检查顺利约20 分钟一次就能完成。反之,胖妈妈怀的是调皮的臀位宝宝,而且又是前壁胎盘,厚上加厚,就会像雾霾天一样模糊,图像不是很清晰,检查时间就要延长了,需要孕妇多次走动后复查多次才能完成筛查。

由于科学技术发展及超声仪器本身的客观局限性,受胎位或姿势的限制,即使严重的大畸形亦可能不能发现。目前大排畸只能检查出 60%~70% 的结构异常,同时因孕妇、胎儿的个体差异,孕妇肥胖腹壁厚、胎儿体位等因素的影响,尤其是双胎,畸形检出率会低于60%。一些小的结构异常只有胎儿长得再大一些到孕晚期或生出来才能被发现,部分胎儿因为胎位的限制导致部分畸形漏诊或误诊,所以叫"大排畸"。准妈妈应该知晓超声检查的局限性,超声不可能做到百分之百正确,未发现异常不等于一切正常。

（杨海英）

6. 什么是 NIPT 和 NIPT Plus

NIPT（noninvasive prenatal test）是指无创产前检测,通过抽取孕妇外周血,采用高通量测序,利用生物信息学分析的方法,初步筛查胎儿的染色体是否存在非整倍体等异常。

NIPT 可于妊娠 12 周后进行，具有无创、早期、高准确率等优势。现阶段一代 NIPT 可对 21- 三体、18- 三体、13- 三体及性染色体的数目异常进行筛查，检出率最高可达 99%。NIPT 准确性较传统的血清学筛查相对更高，且没有介入性产前诊断带来的风险，目前已被多数孕妇接受，成为对胎儿染色体异常进行筛查的首选。

NIPT Plus 是一代 NIPT 基础上的升级版本，不仅包括一代 NIPT 的筛查范围，还能对其余的 20 对染色体进行片段层面的数目异常分析，筛查范围可达 100 种疾病，包括较常见的染色体片段异常导致的遗传综合征。但对于一代 NIPT 的筛查范围，NIPT Plus 的筛查准确性无明显提高。

（王红坤）

7. 什么是 CMV

巨细胞病毒（cytomegalovirus，CMV），是一种普遍存在的 DNA 疱疹病毒。发生原发感染后，CMV 可潜伏，但可随着病毒排出的恢复而再激活。CMV 感染十分常见，全球育龄女性中 CMV 血清阳性率达 86%，已有抗体的女性再感染不同 CMV 毒株或 CMV 再激活时，一般不会引起自身症状。当孕妇发生 CMV 感染时，可能导致胎儿的先天性感染，造成新生儿生后症状性疾病及远期后遗症。孕妇发生原发性 CMV 感染（即妊娠期首次发生 CMV 的感染）的孕龄越晚，胎儿感染的发生率越高，但其后代的症状性疾病发生率越低。大多数先天性 CMV 感染的新生儿无症状，但仍有发生远期神经发育异常的风险，尤其是感音神经性聋。

染色体芯片分析技术（chromosomal microarray analysis，CMA）是一种基因芯片的检测技术，又称"分子核型分析"。相较传统的染色体核型分析，CMA 能在全基因组水平进行扫描，具有更高的分辨率和敏感性，可检测染色体不平衡的拷贝数变异（copy number variant，CNV），尤其是对于检测染色体组的微小缺失、重复等不平衡性的重排具有突出优势,另外,还可以检出多数的单亲二倍体。当胎儿的产前超声发现结构异常而染色体核型分析未见明显异常时,进一步行 CMA 检查十分必要。

（王红坤）

8. 什么是全基因测序

生物的主要遗传物质是 DNA,细胞或生物体中一套完整的遗传物质的总和称为基因组。

全基因组测序(whole genome sequencing,WGS)顾名思义是对生物体整个基因组的序列进行测序,能够获得完整的基因组信息。DNA 由外显子(exon)和内含子(intron)组成,外显子只占基因组的1% 左右,具有指导体内所有蛋白合成的作用。内含子不编码蛋白质的合成,但可能影响基因的活性和蛋白的表达。

全基因组测序将个体整个基因组的序列进行测序,获取完整的基因组信息,而后对信息进行分析,将其中致病或可能致病的变异位点寻找出来,匹配患者或胎儿的临床表型,从而分析这些变异位点导致这些表型或疾病的可能性。

（王红坤）

9. 什么是单基因病

正常人体内的染色体一共有 23 对,成对的 2 条染色体因为大小、形态均相同,称为同源染色体,其中一条来自父亲,一条来自母亲。单基因病是指由一对等位基因突变导致的疾病,等位基因位于一对同源染色体的相同位置上,是控制同一性状不同形态的基因。

单基因病一般有显性遗传和隐性遗传两种模式,分别由显性基因突变和隐性基因突变导致。显性基因是指等位基因上只要一个发生了突变即可致病的基因,相应疾病如家族性多发性结肠息肉、多囊肾;隐性基因则是一对等位基因同时发生突变才能导致疾病的基因,相应疾病如白化病、地中海贫血。根据等位基因位于染色体上的位置不同，又可分为常染色体遗传和性染色体遗传。前者遗传与性别无关，男女发病机会均等；后者男女发病率有显著差异，如红绿色盲、血友病等。

（王红坤）

10. 什么时候需要做羊水穿刺

羊水穿刺属于产前诊断方法的其中一种，其准确率最高、风险最小，是产前诊断最常用的方法。需进行产前诊断的孕妇包括以下情况：

（1）预产期年龄 35 岁及以上的孕妇。

（2）唐氏筛查高风险或 NIPT 筛查高风险的孕妇。

（3）曾生育过染色体异常患儿或遗传病、代谢病等疾病患儿、其他不良生育史等。

（4）产前超声检查怀疑胎儿存在结构异常者。

（5）夫妻双方或一方存在染色体异常如平衡易位等。

（6）家族中存在已知或可疑的遗传病。

（7）胎儿可能存在较高宫内感染风险者。

（8）医生评估后其他需进行产前诊断明确、临床评估胎儿有异常风险的孕妇等。

（王红坤）

11. 羊水穿刺有什么危险

羊水穿刺术的主要并发症是胎膜破裂、直接和间接的胎儿损伤、感染和胎儿丢失，操作相关的孕妇并发症如羊膜炎等很少见，发生率低于 1/1 000。

（1）羊水渗漏：少数孕妇羊膜腔穿刺后可能发生羊水丢失，且常在 1 周内自行停止，羊水会再次积聚，平均 3 周恢复至正常量，且暂时性羊水丢失患者的妊娠结局通常良好。

（2）绒毛膜羊膜分离：穿刺术后可能发现绒毛膜羊膜分离，但除非整个绒毛膜羊膜表面分离，否则不会影响妊娠结局。

（3）直接或间接的胎儿损伤：超声引导下行羊膜腔穿刺术时很少发生穿刺针直接损伤胎儿，间接胎儿损伤例如马蹄内翻足或先天性髋关节脱位，其发生机制可能是羊水减少导致的胎儿压迫，但其重大残疾发生率并没有显著增加。

（4）垂直传播：感染可发生母婴传播，如肝炎病毒、巨细胞病毒、弓形虫和 HIV。

（5）肠道菌群接种：偶可发生针穿过肠道的情况，将肠道菌群引入羊水，引起宫内感染、妊娠丢失和极少发生的脓毒性休克。

（6）胎儿丢失：经验丰富的操作者进行产前诊断时，操作相关妊娠丢失率为 0.1%~0.3%。

（王红坤）

12. 什么是中唐筛查

在孕 15~20 周⁺⁶，胎儿双顶径为 30~49mm 之间时，对孕妇进行抽血检查，通过血清中 PAPP-A、β-HCG、AFP 和抑制素 A 这四种血清标志物，计算胎儿 21- 三体、18- 三体及开放性神经管缺陷的风险值。

筛查报告阳性提示胎儿患唐氏综合征的风险较高，由特定实验室的临界值而定，筛查阳性需行进一步检查。筛查结果阴性提示胎儿患唐氏综合征和 18- 三体的风险较低，也由特定实验室的临界值而定，但不能排除胎儿染色体病的可能性。

（王红坤）

13. 妊娠糖尿病筛查

妊娠糖尿病主要是通过口服葡萄糖耐量试验（OGTT）诊断，

在怀孕 24~28 周时，孕妈妈需要去医院进行 OGTT 以确定自己是否发生妊娠糖尿病。做 OGTT 时医护人员会进行三次抽血，第一次是空腹血，所以做 OGTT 前孕妈妈需要提前禁食至少 8 小时以保持空腹状态。抽完空腹血后孕妈妈需要在五分钟内喝完一杯大约 200ml（含有 75g 葡萄糖）的糖水，糖水过甜可能会引起部分孕妈妈不适，需要小口喝避免发生呕吐而影响测量结果。在喝下糖水后的 1 小时后和 2 小时后，医护人员会再次进行抽血，三次抽血完成后 OGTT 就结束了。目前国内常用妊娠糖尿病诊断标准如下：空腹血糖 ≥ 5.1mmol/L，OGTT 1 小时血糖 ≥ 10mmol/L，OGTT 2 小时血糖 ≥ 8.5mmol/L。

上述血糖值只要有一项达到诊断标准，就可以诊断为妊娠糖尿病。确诊后的孕妈妈需要在产科医生的建议下进行规范化治疗，通过系统管理将孕期血糖值控制在合理范围内。

（张东耀）

14. 为什么会患妊娠糖尿病

胰岛素具有降低血糖的作用，然而随着孕周的增长，一方面，母体对胰岛素需求量增加；另一方面，胎盘分泌多种拮抗胰岛素的物质也在增加。如果孕妈妈体内无法代偿这一作用，就会出现体内的胰岛素相对不足使得血糖过度升高，进而出现了妊娠糖尿病。当然妊娠糖尿病的发生除了孕期生理性的因素外，也与以下因素有关。

（1）运动较少：很多孕妈妈在怀孕期间害怕运动会带来不好的影响，因此在怀孕之后基本上在家里面很少运动，没有足够的运动量。但是，孕期饮食过程中获取很多热量需要基本的运动来代谢，运动量减少容易导致孕妈妈能量过剩，使得孕妈妈餐后血糖容易升高，这样出现妊娠糖尿病的概率就会增加。

（2）肥胖：研究表明，肥胖的孕妈妈发生妊娠糖尿病的风险为正常体重孕妈妈的 4~8 倍。这是因为肥胖的孕妈妈往往更容易发生内分泌紊乱和身体代谢异常而使得胰岛素无法正常发挥功能来控制血糖，母体容易出现高血糖。

（3）高龄：如果孕妈妈在怀孕时年龄超过35周岁就被称为高龄产妇，临床显示年龄在40岁及以上的孕妇发生妊娠糖尿病的危险是20~30岁孕妇的8.2倍。这是因为随着年龄增长母体功能减退，孕期更容易发生代谢异常。因此，最好选择适龄生育。

（4）遗传因素：有糖尿病家族史的孕妈妈在孕期发生妊娠糖尿病的风险也很高，因为糖尿病可呈家族遗传性，因此具有糖尿病家族史的孕妇也容易患妊娠糖尿病。

（张东耀）

15. 如何治疗妊娠期糖尿病

患妊娠糖尿病也不用特别紧张，绝大多数糖妈妈通过控制饮食和适量运动能够使血糖得到控制，必要时还可以进行医学治疗，改善妊娠结局。目前治疗妊娠糖尿病的方法主要包括控制饮食、合理运动以及药物治疗。

（1）控制饮食：糖妈妈的常规饮食计划包括3顿少量至中等量的正餐及2~4次零食。但需要控制饮食总能量，建立合理的饮食结构，均衡营养，高纤维饮食，合理控制碳水化合物、蛋白质和脂肪的比例。少量多餐，强调睡前加餐，有利于控制血糖和预防夜间低血糖。

（2）合理运动：糖妈妈在控糖过程中增加一定的运动量可以有效增加组织对胰岛素的敏感性进而改善血糖控制。美国糖尿病协会（ADA）鼓励妊娠糖尿病患者在没有不适的前提下，可以在治疗计划中加入中等强度的运动以更好地实现血糖控制。

（3）药物治疗：如果糖妈妈通过饮食和运动治疗依然不能有效控制血糖，则应启用降糖药。妊娠期用于控制血糖的药物分为两种：一是胰岛素及胰岛素类似物，二是部分口服降糖药（二甲双胍、格列本脲）。美国妇产科医师学会（ACOG）推荐胰岛素可以作为治疗妊娠糖尿病的首选用药,因为胰岛素不穿过胎盘、效果好、剂量可以个体化且对胎儿也比较安全。如果患者不愿接受或不能依从胰岛素治疗也可选择口服降糖药治疗。

糖妈妈在治疗过程中应每日至少测 4 次血糖,分别在空腹时和三餐开始后的 1 小时或 2 小时进行检测并记录测量结果及相关饮食信息,这样有助于医生了解糖妈妈血糖的控制情况。

（张东耀）

16. 妊娠糖尿病要不要治疗

孕妈妈一旦被确诊为妊娠糖尿病一般需要在产科医生的建议下进行合理治疗,以维持良好的血糖水平。因为妊娠糖尿病无论对孕妈妈还是胎儿都会产生许多不良影响,其中有些影响是短期的,例如,妊娠糖尿病女性易发生妊娠高血压、子痫前期和羊水过多;胎儿和新生儿易出现巨大胎儿、难产、死产、新生儿呼吸窘迫和新生儿低血糖等。有些影响则是长期的,例如,妊娠糖尿病女性易发生代谢综合征和心血管疾病,将来发展为 2 型糖尿病风险较高;其后代则易发生肥胖和代谢综合征。通过营养治疗、锻炼以及药物对妊娠糖尿病孕妈妈进行及时治疗,有助于妊娠糖尿病孕妇维持良好的血糖水平。

有研究报道,治疗妊娠糖尿病有助于减少子痫前期、难产和巨大儿胎以及新生儿呼吸窘迫的发生风险,但当前证据并未提示能够降低新生儿低血糖或将来代谢综合征发生率。长期影响方面,研究显示,妊娠期间对妊娠糖尿病进行干预能够降低母亲分娩 3 个月时抑郁症发生率以及产后 2 型糖尿病的发病率,但并不能改善后代 4~5 岁时 BMI 水平,且不能避免儿童肥胖或 5~10 岁时出现代谢异常。尽管目前妊娠糖尿病的治疗效果似乎不是十全十美,但早发现早治疗可以大大降低糖妈妈不良妊娠结局的风险。

（张东耀）

17. 如何通过饮食治疗妊娠糖尿病

饮食治疗是妊娠糖尿病最主要、最基本的治疗方法，85%的患者只需要进行单纯的饮食治疗就能使血糖得到良好控制。饮食治疗的前提是既要为促进胎儿和孕妇健康提供充足营养，又要实现血糖正常而不发生酮症，还要为妊娠期适当增加体重提供充足的热量。所以，糖妈妈的饮食需要基于营养评估且以针对全体妊娠女性的膳食营养素参考摄入量（dietary reference intakes，DRI）为指导，包括孕妈妈碳水化合物每天摄入量≥175g、蛋白质每天摄入量≥71g、纤维每天摄入量≥28g，同时孕妈妈也要保证每天1 800~2 500kcal的能量摄入。

食物选择方面糖妈妈宜食用血糖指数低、高膳食纤维含量、易消化清淡的食物。例如，主食最好选择玉米面、荞麦面、燕麦面等粗粮，因为粗粮分解速度较慢，不会迅速被人体吸收，避免血糖快速升高。多吃蔬菜如黄瓜、西红柿、青菜、芹菜等，水果如柚子、猕猴桃、草莓、青苹果，蔬菜水果纤维含量较高有利于控制血糖，防止便秘。蛋白选择优质蛋白如瘦肉、牛奶、鱼类，避免饮食过于油腻。建议糖妈妈每次少量饮食并增加用餐次数，因为一次吃入的食物过多会使血糖骤然升高，所以无论吃什么，都需要注意适量，遵循少吃多餐，一般每天5~6餐适宜。治疗期间也应根据血糖自我监测结果、食欲和体重增加情况进行适当调整。

（张东耀）

18. 如何通过运动治疗妊娠糖尿病

妊娠糖尿病的治疗中，运动疗法日益受到重视，因为运动可以有效改善胰岛素抵抗，降低血糖水平，减少使用胰岛素的概率，并有利于增强心脏、肌肉和骨骼的力量，增进机体各部位的血液循环等。运动形式方面，由于妊娠的特殊性，孕期运动需要结合糖妈妈的自身状况，选择自己喜欢的运动形式。例如，糖妈妈可以进行散步、慢跑、瑜伽、孕妇体操等。

但是糖妈妈要注意不要做太多的运动，同时运动的时间也要适宜，防止因为体力消耗严重，出现一些不适症状，从而影响孩子的发育。糖妈妈不适宜开展的运动形式有跳跃、带有震动性的运动、各种球类、登高、长途旅行、长时间站立、潜水、滑雪、骑马等。因为高强度、有风险的刺激性运动会增加不良妊娠结局的发生风险。运动时间方面，根据自身状况可以从每次运动10分钟开始逐步增加到30分钟，可有间歇，每天3~4次，持续时间为每天20~60分钟，运动时间适宜在餐后一小时左右进行。

当然，运动疗法也并不适合所有的糖妈妈，不适宜的情况包括血液动力学明显改变的心脏病、阻塞性肺疾病、宫颈功能不全、有早产风险的多胎妊娠、妊娠中晚期阴道流血、前置胎盘、先兆早产、胎膜早破、严重贫血、妊娠期合并各种急性感染、慢性支气管炎等。不适宜运动的糖妈妈也不用灰心，因为饮食控制以及药物治疗也能达到理想的控糖效果。

（张东耀）

19. 妊娠糖尿病如何监测血糖

糖妈妈要想控制好血糖，首先要学会如何监测血糖。自我血糖监测其实就是不用去医院抽静脉血测血糖，在家通过微量血糖仪自行测定毛细血管全血血糖水平。研究表明，孕期加强血糖监测可以进一步改善妊娠糖尿病患者的妊娠结局。按照《妊娠期高血糖诊治指南(2022)》要求，新被诊断为妊娠糖尿病的孕妇、血糖控制不良或不稳定的孕妇以及妊娠期应用胰岛素治疗的孕妇都应该每日监测血糖7次，包括三餐前30分钟空腹血糖、三餐后2小时血糖以及夜间睡前血糖。

孕期血糖监测有助于医生时刻了解糖妈妈的血糖控制情况，也为下一步治疗方案的调整提供依据。糖妈妈血糖控制标准为：空腹血糖3.3~5.6mmol/L，餐后1小时血糖4.4~7.8mmol/L，餐后2小时血糖4.4~6.7mmol/L。当孕妈妈的血糖控制达标且状态稳定时可减少监测次数至每天4次,即三餐前30分钟空腹血糖和夜间睡前血糖。但是,如果糖妈妈某一周内有1/3的空腹或餐后血糖水平超过了上述标准的上限值,根据美国妇产科医师学会(ACOG)建议,此时医生可以开始考虑使用胰岛素来控制糖孕妇血糖。

高血糖与妊娠不良结局(HAPO)研究显示,空腹血糖在5.6~5.8mmol/L的孕产妇娩出巨大胎儿的风险是空腹血糖小于4.2mmol/L孕产妇的5倍。所以,及早发现糖妈妈的血糖控制异常,使用胰岛素治疗,可以降低巨大胎儿发生风险。

（张东耀）

20. 妊娠糖尿病控糖主食如何吃

糖妈妈在控糖过程中必须学会控制主食的摄入,做到少食多餐。除了每天三餐外,糖妈妈可以额外加两餐,并减少每餐的食物摄入,这样不仅能在饥饿时及时补充食物,还能防止因为吃得过多而导致餐后血糖急剧升高。糖妈妈主食的选取尽量以杂粮为主,可以多吃大麦、燕麦片、糙米、玉米、南瓜、粟米、豆类等。因为粗粮富含维生素和膳食纤维,能延长食物在肠胃的排空时间,既减少饥饿感,还能让餐后血糖保持稳定,将血糖控制在更理想的状态,防止血糖进一步升高。烹饪食物时先选择蒸、煮方法,尽量将烹饪的时间缩短以减少食物中营养损失。主食摄入量不能过多,也不能太少。主食摄入太多会加重孕妈妈餐后血糖的升高,摄入太少会引起糖妈妈发生反应性高血糖、饥饿性酮症甚至出现营养不良而影响胎儿的生长发育。

糖妈妈需要合理控制每日摄入的总热量,控糖早期的糖妈妈只要保证每天不少于200g主食即可,如果血糖控制得比较理想,到了孕中晚期,糖妈妈可以根据自身情况慢慢开始增加主食量,每天摄入量可以控制在350~400g。控糖期间的糖妈妈务必要注意定期监测血糖,特别是血糖波动比较大的糖妈妈更要注意血糖的自我监测,这样医生才能更好地评估血糖控制的效果。

（张东耀）

21. 妊娠糖尿病控糖水果如何吃

为满足孕期营养的需要，糖妈妈需要摄入多种食物，包括主食、鱼、禽、蛋、肉、奶、豆、蔬菜水果等。当糖妈妈的血糖控制比较平稳，每天摄入一定量的水果是糖妈妈饮食中必不可少的一部分。研究表明，对糖妈妈而言，水果中除了含有丰富的维生素和微量元素以满足孕期的营养外，水果中也含有较多的果胶，而果胶可以延缓孕妈妈体内葡萄糖的消化吸收，起到降糖效果。水果选择方面，糖妈妈最好选取一些低升糖指数的水果。常见的低升糖指数水果包括蓝莓、葡萄、猕猴桃、樱桃、梨、柠檬、橙子、桃子、李子、石榴、橘子、枇杷、柚子、杨梅、草莓、香蕉等都可以选用，对于升糖指数高的柿饼、甘蔗、蜜枣、葡萄干则不宜使用。水果食用量方面，糖妈妈每天可以摄入100~200g，当然这也可以根据糖妈妈的血糖水平和自身条件适当进行调整。

水果的食用时间一般建议放在两餐之间，错开三餐主餐的进餐时间，如上午9—10点、下午3—4点，错峰进食少量水果可以避免引起血糖的剧烈波动。然而，并不是所有的糖妈妈都可以有这么多的水果选择，当血糖控制不是非常理想时，就只能先把西红柿、黄瓜当水果吃，必要时在医生指导下使用胰岛素或其他的药物进行控糖治疗。

（张东耀）

22. 妊娠糖尿病控糖如何加餐

由于糖妈妈需要严格控制自身血糖水平，往往会限制日常每餐摄入的食物量，这样就很容易使糖妈妈感觉到饥饿。为了保证糖妈妈的营养需求以及防止糖妈妈出现饥饿感和较大的血糖波动，加餐就显得必不可少。可供糖妈妈选择的加餐食物一般为淀粉含量少以及含糖量低的食物，例如无糖饼干、牛奶、黄瓜、胡萝卜、西红柿等。对于香蕉、葡萄、火龙果等糖分高的水果，糖妈妈在血糖控制比较平稳的情况下也可以少量食用。糖妈妈每次加餐的量不宜太多，加餐量太多会导致饮食过剩，引起血糖的过多升高。一般推荐一次加餐量为早点苏打饼干 25g，午点番茄 150g 或黄瓜 150g，晚点牛奶200ml。每次加餐的食物类型也可以根据糖妈妈实际的血糖控制情况以及自身口味进行适当调整。

糖妈妈加餐时间通常可以放在两餐之间以及睡前，因此糖妈妈在三餐主餐进食时可选择七分饱，剩下部分可以通过加餐补给。当然值得注意的是，并不是所有的糖妈妈在控糖期间都需要加餐，如果部分糖妈妈在正常三餐饮食时不会感到饥饿以及血糖控制比较理想情况下，也可以选择正常三餐饮食。最后，提醒各位糖妈妈在加餐控糖期间也不要忘记在家监测记录好血糖水平以及饮食情况。

（张东耀）

23. 妊娠糖尿病孕妇饮食控制时为什么睡前一定要加餐

睡前加餐对糖妈妈来说十分重要，因为对于合理控糖的糖妈妈来说，饮食控制都是比较严格的，如果睡前没有加餐补充足够能量，在漫长的夜间，糖妈妈很容易因为进食不足出现夜间反应性低血糖，而一旦出现低血糖，对于糖妈妈和胎儿都会造成严重的不良后果，严重时甚至可能威胁胎儿及糖妈妈的生命。此外，糖妈妈长时间禁食也会引起体内因为消耗脂肪增加而产生过多的酮体，导致糖妈妈发生饥饿性酮症，进一步影响糖妈妈和胎儿的健康。因此，糖妈妈在控糖期间进行夜间睡前加餐就格外重要。糖妈妈在睡前加餐时，加餐的种类一般以碳水化合物为主，加餐量也不用太多，例如，一杯200ml 牛奶、150g 番茄或约 25g 苏打饼干等即可。糖妈妈夜间加餐的时间通常可以放在临睡前 30~60 分钟，这样可以很好地避免糖妈妈夜间感觉到过度饥饿。

为了糖妈妈血糖整夜保持在正常范围内，避免因为进食量不足而产生过度饥饿,糖妈妈需要根据自身的血糖控制情况,在医生建议下睡前合理加餐。

(张东耀)

24. 妊娠糖尿病孕妇不饿时可以不吃吗

很多糖妈妈在饮食控糖时,都可能会有这样的疑问"到了饭点,如果没有饥饿感,我可以不吃吗?"答案是否定的。

妊娠糖尿病治疗的目标是血糖"平稳",所谓"平",就是将血糖控制在正常范围内;而所谓"稳",就是每天血糖不要起伏太大,这个同样重要。有研究表明,血糖异常波动可能是糖尿病相关并发症发生发展的重要因素。

制定好食谱,每天定时定量进食就是为了均匀分配每天的能量摄入,有利于保持血糖稳定。同时人的感觉个体差异性是很大,有的人感到饿时,可能已经有低血糖表现了,有的人则可能在血糖不太低的情况下就觉得饿了,所以靠自身的饥饿感来决定是不是吃东西,相对来说并不一定靠谱,有时候可能会误事。而且人在饥饿时,可能会不自觉地增加食物的摄入,从而引起血糖升高。所以建议糖妈妈"制定符合自身的食谱,每天定时定量进食"。

(邵嘉申)

25. 妊娠糖尿病孕妇饮食控制饥饿难忍怎么办

很多糖妈妈在刚开始饮食控制时,都会不约而同地感觉到"饿"!那么控糖过程中,觉得饥饿难忍该怎么办呢?

首先需要分清这个"饿",是真饿还是假饿。所谓真饿指由于能量摄入不足,导致的低血糖症状;假饿指的是刚开始饮食控制时,胃肠道对于突然食物减少的不适应,可在后期过程中逐渐好转。

那真饿和假饿该如何区分呢?首先可以看症状,比如有没有头晕、眼花、出冷汗等症状,出现以上这些低血糖症状,多数可能是真饿，反之，则可能是假饿；其次可以在感到饥饿时测一下血糖，如果低于 3.3mmol/L，就说明有低血糖；最后，也可以用尿酮试纸测小便，如果小便里面出现酮体，则说明饮食不够，不能满足自身的需要。

分清了真饿和假饿，后面的事情就简单了，假饿不用管，随着饮食控制的推进，身体适应了，一般就不会觉得饿了。主要针对的还是真饿，首先可以调整饮食结构，适当增加饮食中蛋白质的比例，蛋白质可增加饱腹感和延缓碳水化合物吸收，可以"顶饿"。如果以上调整不管用，就需要和营养师沟通重新制定食谱，虽然一开始糖妈妈的食谱都是根据自身身高、体重和孕周制定的，但不同人的体质和代谢状态会有不同，在具体实施后，还需要根据实际情况，必要时加以调整，甚至重新制定，直至找到最适合自己的饮食结构，才能达到既控制血糖平稳，又兼顾胎儿生长发育的目标。

（邵嘉申）

26. 妊娠糖尿病孕妇点心、水果怎么吃

糖妈妈确诊妊娠糖尿病后，医生一般都建议先饮食控糖，主要原则就是少食多餐。通常建议一天可以吃六顿，包括早、中、晚三餐，两餐之间和睡前的三顿点心，也就是常说的"三大餐三小餐"。那么点心具体应该是吃多少？怎么吃呢？

如果是孕前中等身材的糖妈妈，通常其每天的能量摄入在 2 000kcal 左右，其中每顿点心的能量控制在 150kcal 比较合适。150kcal 相当于 100ml 牛奶 +25g 苏打饼干或 100g 橘子 +25g 苏打饼干，如果是换成鸡蛋，1 个鸡蛋 +25g 苏打饼干是 170kcal 左右，差得不多，也可以。同时，点心中的牛奶、鸡蛋和水果也可以换成相等热量的其他食物。

炎热的夏天，在很多人眼里，没什么比来一块甘甜多汁的西瓜更能消暑解渴了。但在很多糖妈妈心中，"西瓜那么甜，吃了血糖一定会升得特别高，还是算了吧"。其实我们一直错怪了西瓜，同样重量西瓜的热量比苹果少得多。

食物交换时以下几点需要注意：第一，无论怎么换，都建议在每顿点心时保证一定量的碳水化合物，碳水化合物作为人体能量的主要来源，少量多次摄入，有助于维持血糖稳定，减少波动。第二，不建议单纯以液体食物作为点心。很多糖妈妈觉得牛奶很有营养，孕期要多喝点，甚至把牛奶当点心，这种做法是不可取的，因为液体食物比较好消化，容易使短期内血糖升得较快，降得也快，这样的血糖波动对母儿不利；同时液体食物由于缺乏饱腹感，也容易使糖妈妈过早出现饥饿感，而不得不再次进食，无形中增加了能量的摄入。

（邵嘉申）

27. 妊娠糖尿病到底有哪些危害

很多糖妈妈被确诊后都会有这样的疑问："我现在不痛不痒，能吃能睡，不就是血糖高一点嘛，能有多大危害？"

其实，还真别小看了这种"甜蜜的疾病"，血糖控制不好，对糖妈妈和糖宝宝都会造成不同程度的影响。

对糖妈妈来说，孕期血糖控制不佳时，其他一些疾病也会悄悄找上门：比如妊娠高血压，糖妈妈妊娠高血压的发病率是一般孕妇的2~4倍；合并甲状腺功能异常的风险也明显上升；羊水过多的发生率更是增加10倍左右；并且糖妈妈还比一般孕妇抵抗力更差，更易发生各种感染。不但如此，糖妈妈再次妊娠时血糖异常的发生率可达33%~69%，未来可能有17%~63%的糖妈妈会发展为2型糖尿病。

对糖宝宝而言，影响也不小。众所周知，糖宝宝出现巨大胎儿的可能性非常高，可达25%~42%，别以为长得大都是好事情，比起一般小孩，巨大胎儿更容易发生新生儿黄疸、肺炎、低血糖、窒息等，顺产时也更容易发生难产、产钳、顺转剖、肩难产等。同时如果孕期血糖控制不好，尤其是孕前就有糖尿病的糖妈妈，宝宝出现畸形的风险也会明显上升，甚至达到5%~6%的畸形发生率。其他如早产、流产、胎儿宫内缺氧、胎死宫内、新生儿呼吸窘迫综合征的风险也有不同程度上升。

因此，表面上看确诊后的糖妈妈可能短时间没什么症状，但孕期的高血糖早已开始悄悄地危害到孕妈妈和宝宝的健康了。所以糖妈妈在确诊后万不可掉以轻心，需要积极配合医生治疗，将血糖控制在正常范围。

（邵嘉申）

28. 妊娠糖尿病要打胰岛素吗

在确诊为妊娠糖尿病后，一部分了解高血糖危害的糖妈妈就开始千方百计地寻找尽快使血糖恢复正常的方法，很多人的第一反应是打胰岛素。

那是不是得了妊娠糖尿病就一定要打胰岛素呢？答案显然是否定的。大多数糖妈妈可以通过饮食控制加运动，将血糖控制在正常范围，仅有30%左右的糖妈妈血糖控制不达标，需要包括胰岛素在内的药物治疗。

那什么样的血糖才算是达标了呢？一般建议糖妈妈要将孕期血糖控制在：空腹血糖≤5.3mmol/L，餐后1小时≤7.8mmol/L，餐后2小时≤6.7mmol/L。如果糖妈妈经过饮食加运动治疗，血糖仍高于以上标准，可能就需要胰岛素治疗了。

说起胰岛素，很多糖妈妈也许会心存顾虑：

（1）胰岛素会不会对胎儿有影响？目前临床上所用的胰岛素，多为人胰岛素的类似物，其孕期应用的安全性和有效性，均已得到证实，可以放心使用。

（2）胰岛素会不会有依赖性，打了就停不下来了？肯定是不会的。胰岛素不是毒品，没有依赖性。之所以部分糖妈妈需要用胰岛素是因为孕期女性生理状态的改变，人体需要比孕前更多的胰岛素，而体内自身分泌的胰岛素又相对不足，这时就需要外源性补充一些胰岛素或胰岛素类似物，以满足人体的需求，分娩后孕妇逐渐回归孕前状态，此时胰岛素的需要量也恢复正常，就不需要再打胰岛素了。

（邵嘉申）

29. 妊娠糖尿病控糖可以用口服降糖药吗

孕期控糖，糖妈妈首先想到的就是胰岛素，那换成口服降糖药行不行？每天吃药，就能将血糖控制在正常范围，既方便，又使自己免受打针的痛苦，岂不更好？

目前国际上一些权威医学组织，如国际妇产科联盟（FIGO）、美国妇产科医师学会（ACOG）、美国糖尿病协会（ADA）均支持，当饮食控制失败后，如果糖妈妈不愿接受或不能依从胰岛素治疗时，可使用口服降糖药治疗。其中使用最广泛为二甲双胍。研究表明，二甲双胍和胰岛素相比，对于妊娠期糖尿病的血糖控制同样有效。

相比于疗效，糖妈妈更关心的还是安全性。现有一些研究表明，孕期使用二甲双胍，未明显增加新生儿先天性畸形的风险。在我国，《妊娠合并糖尿病诊治指南（2021）》也指出，目前尚未发现二甲双胍对新生儿有明确的不良影响。所以孕期应用二甲双胍等口服降糖药还是相对安全的，但由于应用口服降糖药治疗妊娠糖尿病的时间还不是很长，所以此类药物对新生儿的长期影响还有待进一步观察，现阶段医生对于口服降糖药的应用还是比较谨慎的，仅应用于一些不愿接受或不能依从胰岛素治疗的糖妈妈。

但相信不远的将来，随着口服降糖药的安全性得到进一步证实，将有更多糖妈妈可以摆脱每天打胰岛素的痛苦。

（邵嘉申）

30. 妊娠糖尿病一定要剖宫产吗

很多得了妊娠糖尿病的宝妈心中都会有这样的疑问："我是不是不能顺产，一定要剖宫产了？"尤其是打胰岛素的宝妈，更是会认为自己一定逃不过剖宫产这一刀了。事实真是如此吗？

答案是否定的。其实大多数的糖妈妈还是可以选择阴道分娩的。一般来说，如果孕期血糖控制良好，胎儿不是很大（小于4 000g），没有明显骨盆狭窄，也没有诸如前置胎盘、胎位不正等其他问题，都是可以顺产的。当然，如果宝妈心中没底，也可以在足月37周后，让医生根据胎儿大小、血糖和骨盆情况，全面评估顺产的条件，听从医生的建议。

那么决定顺产的糖妈妈等到什么时候还不发动，就需要住院挂催产素了呢？就目前来说，对于仅通过营养治疗和锻炼就能维持血糖正常的宝妈，可以等到孕41周左右入院催产素引产，需要胰岛素或口服降糖药治疗的宝妈则要更早，通常到孕39周还没临产，就需要入院引产了。之所以有这样的建议，一是为了避免胎儿持续生长造成的分娩相关并发症，如肩难产或顺转剖；二是为了降低孕晚期胎盘功能下降、胎儿宫内缺氧的风险。

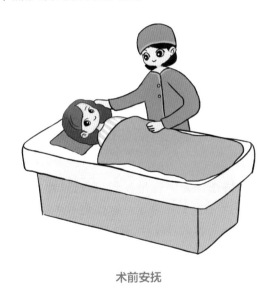

术前安抚

（邵嘉申）

31. 如何避免下次妊娠时再次成为糖妈妈

有临床数据显示，有1/3~2/3的糖妈妈在以后的妊娠中还会发生妊娠糖尿病。所以如何避免下次妊娠时再次成为糖妈妈，成为许多准备二胎、三胎的糖妈妈所关心的问题。

要想不再成为糖妈妈，改变生活方式（如饮食调整、运动等）无疑是行之有效的方法。

首先要"管住嘴"。告别之前胡吃海喝、奶茶撸串的生活是必需的，取而代之的应该是比较健康均衡的饮食。目前比较推荐地中海饮食，这类膳食主要在地中海沿岸的居民中比较流行，通常富含水果、蔬菜、全谷类、豆类、坚果和种子，以橄榄油为单不饱和脂肪的重要来源，还包含少量至中量的鱼类、禽类和乳制品，几乎不含红肉（猪肉、牛肉、羊肉等）。

其次要"迈开腿"。建议可以在孕前就开始，并在整个孕期持续进行适当强度和频率的运动，一周至少2次中等强度运动，每次50~60分钟，可以根据个人爱好，选择快走、慢跑、跳绳、游泳、单车、瑜伽等锻炼方式。

（邵嘉申）

32. 妊娠糖尿病孕妇产后如何减少远期发生糖尿病的风险

糖妈妈分娩后往往会惊喜地发现，自己的血糖竟神奇地在几天内大幅下降，甚至是恢复正常了。这样是不是就可以高枕无忧了呢？其实不然，有研究者做过统计，糖妈妈后期发生2型糖尿病的风险是孕期血糖正常宝妈的近10倍。所以即使血糖恢复正常，糖妈妈也不可就此掉以轻心。

那怎么做才能减少今后患糖尿病的风险呢？我们总结出12字"真言"——喂母乳、管住嘴、迈开腿、查糖耐。

喂母乳：建议尽可能母乳喂养，母乳喂养可改善母亲的糖代谢，降低糖尿病的远期发病率。

管住嘴：糖妈妈产后不建议高糖高脂饮食，目前比较推荐地中海饮食。

迈开腿：建议一周的大多数时间进行每天30~60分钟的中等强

度有氧运动,即每周至少150分钟,包括快走、慢跑、跳绳、游泳、单车、瑜伽等。

查糖耐:糖妈妈可以在产后6周再做一次糖耐量检查,如有异常,可能就是真正的糖尿病或糖尿病前期状态,需要去内分泌科进一步随访治疗。如果糖耐量正常也建议每3年复查一次,以期早期发现血糖异常征兆。

（邵嘉申）

33. 妊娠糖尿病孕妇阴道分娩有哪些注意事项

"十月怀胎,一朝临盆",妊娠糖尿病孕妇顺产时需要特别注意两点:

（1）监测血糖:顺产过程中由于进食不规律和体力消耗,血糖波动可能比平时更大,所以定时评估糖妈妈的血糖水平,并处理血糖异常,很有必要。那产程中多久测一次比较合适,需要一个小时测一次血糖吗?对于糖妈妈来说,扎手指测血糖可谓是"刻骨铭心的痛",少扎一次都是好的。其实,产程中每小时测血糖大可不必,有研究表明对于临产后的糖妈妈每4小时进行1次血糖评估与每小时进行1次评估同样有效。所以一般建议是孕期不使用胰岛素且血糖正常的糖妈妈,可以每4~6小时测一次血糖;如果是用胰岛素或血糖控制不佳的糖妈妈,则需要增加血糖监测频率,必要时2小时测一次血糖。

（2）饮食:一般来说如果没有特殊情况,产程中建议糖妈妈像孕期中一样,少食多餐,正常饮食,这样有助于维持产程中的血糖稳定。血糖过高,可能会增加新生儿低血糖风险;血糖过低,更不好,容易导致胎儿宫内缺氧,糖妈妈本人也可能因为能量不足而导致产程延长。所以顺产时,合理的饮食对顺产很有帮助,一般建议产时血糖控制在4.0~7.0mmol/L为宜。

（邵嘉申）

34. 孕期体重增加多少最适宜

怀孕期间,体重无疑是宝妈们关心的焦点之一。长多了,担心得妊娠糖尿病,生个巨大胎儿;长少了,又害怕宝宝营养不够。

那孕期到底体重增加多少最合适呢?

孕期体重增加多少,对于不同体型的孕妇要求也是不一样的。按照怀孕前的身高和体重计算孕前BMI,通过孕前BMI划分四类体型:低体重(BMI<18.5kg/m²)、正常体重(BMI 18.5~24.9kg/m²)、超重(BMI 25.0~29.9kg/m²)、肥胖(BMI≥30kg/m²)。总的来说,宝妈的孕前BMI越高,孕期就越需要控制体重增长,具体可以参考表3-1。

表3-1 孕期体重增长范围

孕前体重分类	孕期体重总的增加范围/kg	孕中晚期每周体重增加范围(kg/周)
低体重	12.5~18	0.44~0.58
正常体重	11.5~16	0.35~0.50
超重	7~11.5	0.23~0.33
肥胖	5~9	0.17~0.27

（邵嘉申）

35. 孕中期如何解读血常规检查报告

"医生,我的血常规报告有好多异常,有问题吗？"一位怀孕25周的孕妈妈产检时一脸焦虑地问医生,报告单显示:白细胞计数11×10^9/L,血红蛋白116g/L。当被告知孕期和非孕期的正常范围不同,作为孕妈妈,结果是正常的,她豁然开朗。孕妈妈需要简单了解如何解读孕期血常规报告。

血常规主要检测白细胞、红细胞、血小板的数量和形态分布等,很多医院的报告单提供的是非孕期的正常范围,要有所区分。

白细胞在孕期逐渐增加，妊娠期白细胞计数的正常值为$(5~12) \times 10^9/L$，高于非孕女性，主要是中性粒细胞升高，但占比小于80%，白细胞的主要功能是防御病原体入侵，白细胞偏高或偏低，都应及时就医。

孕妈妈的血液总量从孕早期就开始增加，由于红细胞比血浆增加得少，所以含量低于非孕女性，红细胞计数的正常值为$3.6 \times 10^{12}/L$，血红蛋白值约为110g/L，血细胞比容降至0.31~0.34。红细胞的主要功能是给全身带来氧气并把二氧化碳排出体外，如果含量过低，人就会缺氧，孕期血红蛋白小于110g/L提示贫血，需要治疗，而红细胞或血红蛋白过高也可能提示某种疾病，需要进一步检查。

孕期血小板略有降低，但参考范围与非孕女性相同，为$(100~300) \times 10^9/L$。血小板的主要功能是止血，血小板偏高或偏低都应及时就医。

（王　丽）

36. 孕中期如何解读尿常规检查报告

尿常规是每次产检的必查项目，难倒了不少孕妈妈。

首先要提醒各位孕妈妈，留取尿液前应清洁外阴，有足够多的尿液时再留取，先排掉一部分减少污染，留取中段尿化验，并尽快送检。

正常人离心尿中白细胞计数每高倍镜视野不超过5个，超过则可能有泌尿道炎症，但2%~10%的孕妈妈尿里有细菌，却没有症状，需要做尿培养。

尿蛋白正常为阴性，尿蛋白阳性或24小时尿蛋白定量超过300mg称为蛋白尿。尿蛋白是孕期备受关注的一项指标，主要用于发现子痫前期或其高危人群以避免不良母婴结局。

正常非孕人群的尿糖为阴性，但由于孕妈妈的肾脏排糖能力增强，可能会出现尿糖阳性，但一般为(+)，如反复出现尿糖(++)~(+++)，需警惕存在高血糖，需要查血糖。

尿隐血正常为阴性，阳性见于泌尿系统疾病或自身免疫性疾病等。

尿酮体正常为阴性,长时间未正常进食(睡懒觉、妊娠剧吐、饮食控制过于严格)和血糖控制不佳是尿酮阳性比较常见的原因,应调整饮食或积极就医,避免发生酮症酸中毒。

尿亚硝酸盐正常为阴性,阳性见于泌尿道炎症等。

尿胆原正常为弱阳性,阳性或阴性见于各种类型的黄疸。

尿胆红素正常为阴性,阳性见于各种类型的黄疸。

（王 丽）

37. 孕中期如何解读血液生化检查报告

大部分孕妈妈都会被异常的生化检查报告吓到,其实大部分异常都与妊娠相关,无需惊慌。

丙氨酸氨基转移酶、天门冬氨酸氨基转移酶正常值范围与非孕期相同,升高常见于肝脏、心脏等病变,需及时诊治。

总蛋白、白蛋白、前白蛋白正常值范围低于非孕期,如合并妊娠高血压疾病、肝病、肾病和自身免疫性疾病则会进一步下降。

孕中期碱性磷酸酶正常值范围与非孕期相同,到晚孕期逐渐升高,是由于胎儿成骨活跃所致,但国内外尚无孕晚期正常值标准,病理情况则见于肝、胆和骨科疾病。

总胆红素的正常值范围与非孕期相同,增高主要见于肝、胆疾病和溶血等病理情况。

肌酸激酶、肌酸激酶同工酶的正常范围与非孕期相同,升高主要见于心脏、肌肉组织等病变,需及时诊治。

妊娠期空腹葡萄糖水平降低,孕妇长时间禁食有可能发生低血糖危及胎儿;空腹血糖 ≥ 5.1mmol/L 即被认为是妊娠期血糖升高,会导致母婴近期和远期身体健康损害,需积极诊治。糖化血红蛋白和糖化白蛋白分别反映测定前 1~2 个月和 1~2 周的平均血糖水平,前者在孕期应尽可能控制在 5.5% 以内。

妊娠期尿素、肌酐、尿酸值明显低于非孕期,是由于肾排泄增多,通常认为肌酐 ≥ 70mmol/L 即提示肾脏损害可能。

孕期淀粉酶升高常见于胰腺、胆道、胃肠疾病,需积极就医。

孕期钾、钠、钙、磷、镁、氯的正常范围同非孕期,过低、过高均需及时就医。

孕期乳酸脱氢酶的正常范围同非孕期,升高与肝脏和心脏疾病有关,应及时就医。

（王 丽）

38. 孕中期如何解读血脂检查报告

每个看到血脂报告的孕妈妈都会大吃一惊,因为太不正常了。孕期由于肠道吸收脂肪能力增强,血脂较孕前升高约50%,所以血脂报告会显示异常。

首先要提醒各位孕妈妈:行血脂检查前需要禁食12~14小时,最后一餐忌食高脂食物(油炸食品、坚果类、肉、冰激凌等),禁酒,空腹抽血。

因为血脂升高可能会导致动脉粥样硬化,发生冠心病、脑血管意外、脂肪肝等,故此颇受重视。非孕人群血脂检查结果的正常值为:甘油三酯0.34~1.69mmol/L,胆固醇3.11~5.96mmol/L,低密度脂蛋白胆固醇2.10~3.10mmol/L,高密度脂蛋白胆固醇1.04~2.05mmol/L,前三项高于正常值上限,最后一项低于正常值下限为异常,任一项异常即诊断为高脂血症,这四项用于诊断高脂血症,评估严重程度。目前国内外尚没有统一的孕期评定标准,一般认为甘油三酯高于正常值上限的4倍为异常,如高于10mmol/L则发生胰腺炎的风险明显升高,需要积极治疗。

载脂蛋白A1、载脂蛋白B和脂蛋白a对预测冠心病有一定价值,不是诊断高脂血症的依据,在孕期也是明显高于非孕期。

（王 丽）

39. 孕中期胎儿生长缓慢如何处理

孕中期胎儿生长缓慢的原因很复杂,约40%病因不明确,包括母体因素、胎儿因素和胎盘、脐带因素。评估胎儿大小主要通过测孕妇体重、子宫底高度、四步手法触诊和超声检查等发现。当然，在明确有无胎儿生长缓慢之前，核实孕周至关重要，一般根据孕 14 周前的超声报告来核实孕周。

孕中期发现胎儿生长缓慢会让孕妈妈焦虑比较长一段时间，因为从怀疑到明确其生长潜能可能需要 2~3 周甚至更长的时间。临床上发现大部分生长缓慢的胎儿都具有正常的生长潜能，出生后也都是正常的，但如果胎儿的超声预估体重或腹围低于相应孕周的第 10 百分位以下，就称为小于胎龄儿。小于胎龄儿可能与宫内缺氧、胎死宫内、胎儿畸形、胎儿基因异常和出生后智力低下、发育滞后有关。

如发现胎儿生长缓慢，需监测胎儿生长速度以明确诊断，监测脐血流以了解胎儿宫内安危，监测母体合并症或并发症的病情进展，必要时为避免胎死宫内或母婴进一步损害需积极终止妊娠。临床上也会给予营养支持、改善胎盘微循环治疗，但疗效非常有限。如果胎儿生长缓慢合并胎儿畸形或基因异常，从优生优育的角度或避免胎死宫内可考虑终止妊娠。

（王 丽）

40. 孕中期发现羊水过多是什么原因

孕妈妈的肚子太小有的时候会难为情，但是肚子太大也不一定是好事，就比如有的人肚子大其实不是胎儿大，而是羊水过多。羊水过多是指羊水量超过 2 000ml，临床上发现子宫明显大于正常孕周，孕妈妈可能出现呼吸困难，无法平卧，严重者因压迫输尿管导致无尿。超声检查可以明确诊断，羊水指数 ≥25cm 或最大羊水池深度 ≥8cm 可诊断羊水过多。

约 1/3 的羊水过多病因不明，但多数重度羊水过多可能与胎儿畸形及妊娠合并症有关。胎儿畸形主要涉及神经管缺陷、吞咽障碍合并抗利尿激素缺乏、消化道闭锁、腹壁缺陷等导致羊水生成过多、回流减少。21-三体等唐氏儿可因羊水吞咽困难导致羊水过多。多胎、巨大胎盘、脐带帆状附着或胎盘绒毛血管瘤、母体合并高血糖或母儿血型不合等则是因为羊水生成过多导致羊水过多。

鉴于以上可能存在的原因，发现羊水过多，需要做产前诊断，收集羊水或胎儿血细胞行染色体核型分析，进行系统的超声胎儿结构检查、羊水 AFP 检测了解有无畸形，行羊水 PCR 检查了解有无巨细胞病毒、弓形虫、梅毒感染等，对于羊水缓慢增多的，还需要做糖耐量试验了解有无高血糖，行抗体滴度检查了解有无母儿血型不合。

（王 丽）

41. 孕期胆汁酸水平高怎么办

妊娠期肝内胆汁淤积综合征，这是一个患者不急医生"急"的疾病，因为孕妈妈大多症状不是很严重，比如会出现皮肤瘙痒，少数会恶心、呕吐、腹泻等，而胎儿在发生宫内死亡等不良结局前又无任何先兆，故此，让孕妈妈理解胆汁酸高很危险是存在一定困难的，特别是胆汁酸水平很高又被告知需要提早终止妊娠的孕妈妈。

临床上，当血清胆汁酸为 10~39μmol/L、总胆红素<12μmol/L、直接胆红素<6μmol/L 时，诊断为轻度妊娠期肝内胆汁淤积综合征，而血清胆汁酸 ≥40mmol/L 和 / 或总胆红素 ≥12μmol/L、直接胆红素 ≥6μmol/L 时则诊断为重度，另外瘙痒严重或合并其他症状也诊断为重度，合并多胎妊娠、妊娠高血压、复发性妊娠期肝内胆汁淤积综合征、曾因为妊娠期肝内胆汁淤积症（ICP）致新生儿、胎儿死亡的也诊断为重度。

胆汁酸高危险就是因为胆汁酸的毒性会使胎儿有可能发生不可预测的胎死宫内。胎心监测、胎儿脐血流检测、生物物理评分等都无法预测，另外胎儿对宫缩的耐受性不好，经阴道分娩有死产的风险。因此就能理解，为什么医生会这么重视胆汁酸升高。与此同时，为了能延长孕周，改善症状，医生也会给予降胆酸等治疗，为了获得良好的胎儿结局,可能会提前终止妊娠,甚至选择剖宫产终止妊娠。

（王 丽）

42. 孕期血小板减少怎么办

血小板少是指其计数<100×10^9/L。血小板的功能是止血,血小板少就有出血可能,所以孕期发现血小板少会让医生和孕妈妈都提心吊胆。

先来找病因,孕期血小板减少有妊娠特异性的,有妊娠并发症相关的,也有免疫性的,需要进行针对性检查明确病因,到血液专科就诊非常有必要。

血小板减少最常表现皮肤瘀点、瘀斑、鼻衄、牙龈出血,威胁生命的大出血如泌尿道出血、消化道出血以及颅内出血罕见。孕妈妈需要注意出现相关症状应及时就诊,避免磕碰,必要时使用软毛牙刷刷牙或使用漱口水避免牙龈出血,小心食用鱼虾、碎骨头等可能划伤消化道的食物,保持情绪稳定减少颅内出血风险,避免服用非固醇类解热阵痛药物,如阿司匹林等。

虽然引起血小板减少的原因可能有很多,但治疗方案却比较有限,如果是严重的妊娠并发症引起的血小板减少就需要积极终止妊娠以避免病情加重。免疫性血小板减少可以考虑糖皮质激素或丙种球蛋白治疗。由于血小板的寿命短且可能诱导血小板抗体生成增多,一般不主张输注血小板,除非出现危及生命出血、血小板水平极低或需要分娩、手术时。可在产后检测新生儿血小板水平。

（王 丽）

43. 孕期腰痛怎么办

腰痛是孕期常见的不适症状,可能与腰椎前突、关节韧带松弛、腰背肌及盆底肌肉慢性劳损有关。孕期结束,上述腰椎前凸改变持续存在,怀孕次数和患者的腰椎前凸角度相关。所以妊娠次数越多,越容易发生腰痛。

有时出现孕期腰痛需要进行相应检查,不建议采用 X 线、CT 等具有放射性的检查以免影响胎儿,可选择磁共振检查。

在这里给大家提供一些方便、实用的预防和改善孕期腰痛的方法:建议穿具有良好支持足弓的低跟鞋(不是平跟鞋);提东西时,应下蹲、屈膝,并保持背部挺直,需要提举重物时请人帮忙;坐位时选择有良好背部支撑的椅子或用枕头为背部提供支撑;侧卧位时,可用枕头支撑子宫的重量,或把枕头放在两膝之间以减轻背部的机械性承重,如果床太软,建议在床褥和床垫之间放块木板。缓解孕期腰背部疼痛的方法包括:瑜伽、散步、水中体操、针灸、耳针等,也可以使用定制的托腹带、托腹裤;如需药物缓解疼痛,首选乙酰氨基酚;非甾体抗炎药可在妊娠 12~30 周使用,避免使用阿片类药物。

需要提醒孕妈妈的是,有时孕期腰痛也可能与疾病相关,如急性肾盂肾炎、泌尿道结石等,如腰痛非常剧烈或明显加重应积极就诊。

（王 丽）

44. 孕期为什么睡眠越来越差

很多孕妈妈足月以后都有一个不可言说的小心思:好想早日"卸货"啊！其中一个重要的原因就是睡眠越来越差。随着妊娠的继续,平躺可能会胸闷、呼吸困难,左右侧卧又会导致侧胸腹部疼痛或牵拉不适,有时还会引发胎儿的抗议,翻身吧,又有点小艰难,再加上夜尿增多,腰背痛,有点苦不堪言。

由于孕期体内雌孕激素等水平发生变化,会导致情绪波动,孕妈妈还会担心体型变化、分娩不顺利和胎儿健康问题等,引发抑郁、焦虑等心理问题,可引起睡眠不实、易醒及早醒等,继而导致思维迟缓、注意力不集中,影响工作、学习。心理问题可以导致睡眠障碍,也会因睡眠障碍而恶化,形成恶性循环。

另外,如生活的压力(低收入群体)、工作的需要(长期加班)、家庭义务（照顾家中父母、子女）、夫妻关系（两地分居）也会对睡眠造成影响。

减轻或消除睡眠障碍，首先得"接受"它，因为睡眠障碍非常常见；其次，改善睡眠环境，比如睡前音乐、练瑜伽、用睡枕减轻身体不适、睡前减少饮水、足量补钙等，事实上，继续工作、干点体力活、参加社交活动也有益处。如果实在无法改善，应寻求家庭成员、专科医生的帮助。

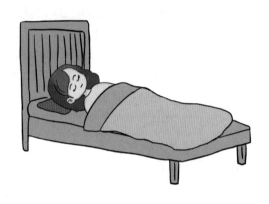

（王　丽）

45. 孕期为什么总有呼吸困难的感觉

在怀孕的各个阶段，很多孕妈妈都可能出现呼吸困难的情况，孕晚期还会逐渐加重。呼吸困难是主观感觉和客观征象的综合表现，患者主观上感觉吸气不足、呼吸费力，客观上表现为呼吸频率、节律和深度的改变。严重时可出现张口呼吸、鼻翼扇动、端坐呼吸，甚至发绀。在排除其他疾病以后，导致呼吸困难的原因有以下几方面：①妊娠期黄体酮分泌增多，刺激呼吸中枢，引起每分钟通气量增加；②胎儿生长发育，需氧量增加；③部分孕妈妈还会出现贫血或贫血加重，也会导致呼吸困难。孕晚期是呼吸困难出现最频繁的时期，由于血液循环量明显增加，回心血量增多，而不断增大的子宫将横膈膜向上顶起，导致胸腔变小，引起肺通气功能降低，功能残气量减少，肺泡血液分流增大,孕妇的氧合功能下降,呼吸受限,导致孕妇出现短而急促的呼吸,以便摄入更多氧气,所以就有了呼吸困难的感觉,这种情况平躺时尤为明显。

鉴于此,孕妈妈要注意放慢自己的生活节奏,适当运动,避免到人流拥挤的地方,保证室内通风良好。呼吸困难时可以取坐位或半卧位休息,晚间睡觉时尽量取左侧卧位,有助于缓解呼吸困难症状,如症状严重请及时就诊,以发现心肺功能异常等病理情况。

（王　丽）

46. 孕期发现卵巢肿块如何处理

孕期发现卵巢肿块,准妈妈大可不必太过紧张。其实卵巢囊肿虽然是常见的妇产科疾病,但在妊娠期间却并不常见。大约有1%的孕妇在孕期发现合并卵巢肿块,其中良性囊肿占95%~99%。有些刚刚查出怀孕的女性在超声检查发现了卵巢囊肿,这些绝大多数是功能性囊肿,也就是生理性囊肿,一般会在怀孕14~16周后自行消退。怀孕4个月后还存在的囊肿则大多为病理性囊肿,病理性囊肿当中绝大部分为良性卵巢肿瘤。怀孕期间卵巢肿块可能没有任何症状,也可能因为卵巢囊肿发生蒂扭转或破裂而引起急性腹痛、呕吐等症状。既然卵巢肿块的手术可能会带来一些相关的早产、流产、子宫损伤、胎儿窘迫风险,那么如果在孕期发现了病理性卵巢肿块,是否需要手术处理呢? 可以根据卵巢肿块的大小、良恶可能性、有无症状综合考虑处理方案。

超声检查可以了解肿块的大小、位置和性质。磁共振在孕期是一个安全的检查选择,可以作为B超检查的补充手段对卵巢肿块进行评估。血液中的肿瘤指标因在孕期本身就有波动,所以对卵巢良恶性肿瘤鉴别的价值明显下降。一般超声提示良性可能大,直径不超过6cm的卵巢肿块,孕期以密切观察超声复查为主。但如果卵巢肿块直径大于6cm则扭转风险较高,或肿块增长较快,有可疑扭转、破裂症状或恶变时需手术治疗。孕期卵巢肿块的手术最佳时机为孕中期即孕 16~20 周。如已经观察到孕晚期未手术的卵巢肿块，可以在剖宫产时或产后 6~8 周再行手术治疗。

（张　进）

47. 孕期发生阑尾炎怎么办

孕期发生阑尾炎是妊娠最常见的外科合并症。孕妇患阑尾炎更容易发生阑尾穿孔、腹膜炎、脓毒血症、脓毒性休克和肠梗阻，也会增加流产、早产的风险，对孕妇和宝宝都极为不利，因此早期诊断和及时处理对预后有重要影响。

妊娠期间增大的子宫使阑尾的位置发生了变化，阑尾被向外向后推移至更深的位置。随着子宫增大，阑尾炎的诊断也相对变得困难，不同孕周可能会出现不同的临床表现，可以借助影像学检查来辅助诊断，B 超检查是首选方法。

不同于非孕期，孕期发生阑尾炎通常不主张保守治疗，而应该尽快手术治疗。因为手术越晚，各种不良结局的风险也会越大。关于手术是选择传统开腹手术还是腔镜微创手术，应根据医生对孕妇的具体情况综合判断后选择。虽然孕中期是妊娠期进行外科手术的最佳时间段，但妊娠期阑尾炎容易增加不良母胎结局，一旦高度怀疑或诊断急性阑尾炎，无论什么孕周都需要尽快进行手术治疗。

（张　进）

48. 双胎妊娠比单胎妊娠有什么危险

一次妊娠宫腔同时有两个胎儿时称为双胎妊娠。随着辅助生殖技术的进步，双胎妊娠的发生率越来越高。很多人会认为，双胎很好，"一次抱俩"，省钱又省力。其实不然，双胎妊娠的母体并发症以及胎儿并发症发生率都远远高于单胎妊娠。

孕育双胎的妈妈，发生妊娠高血压的概率上升 3~4 倍，而且比起单胎，发病早、程度重，更容易出现心肺并发症以及子痫。此外，发生肝内胆汁淤积症的概率增加2倍,发生贫血的概率增加1.4倍。而且,因为子宫扩张的程度大,更容易发生胎膜早破、宫缩乏力、胎盘早剥、产后出血、流产、早产等情况,严重危害母体健康。

双胎妊娠的胎儿,畸形发生率较单胎增加。分娩时可能会出现脐带脱垂、胎头交锁等情况,引起难产甚至死产。对于单卵双胎,还有特发的并发症。因为两个胎儿共用一个胎盘,可能出现双胎输血综合征、选择性胎儿生长受限等情况。严重者可能出现胎死宫内。而因为早产的发生,新生儿窒息、新生儿呼吸窘迫综合征、感染、坏死性小肠炎、脑瘫等并发症的概率升高,不仅影响健康,还会给家庭带来严重的经济负担。

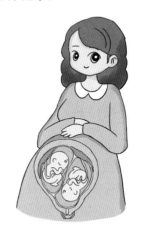

（卢　聪）

49. 什么是DCDA

DCDA全称为双绒毛膜双羊膜囊双胎。妊娠时胎儿在宫腔内,羊水提供缓冲保护胎儿,胎儿外面有一层半透明膜将胎儿及羊水包裹,形成一个无菌封闭的环境,这层膜称为羊膜,羊膜外层与子宫之间还有一层绒毛膜。双绒毛膜双羊膜囊双胎是指宫腔内的两个胎儿分别具有独立的羊膜囊,且两个羊膜囊之间隔有两层绒毛膜以及两层羊膜。两个胎儿的胎盘可以是两个,也可能生长融合成一个,但即使是一个胎盘,两个胎儿的血液循环也是各自独立,互不影响。通俗理解来说,子宫相当于一个房子,里面住着两个宝宝,虽然是同一个房子,但是两个宝宝都有各自独立的房间,两个房间之间隔着4堵墙面,且水电系统（胎盘血管）完全独立,互不影响。

双绒毛膜双羊膜囊双胎可以是双卵双胎,也可以是单卵双胎。双卵双胎约占双胎妊娠的70%,两个卵子分别受精形成的两个受精卵,在一个宫腔内发育。各自的遗传基因不完全相同,形成的两个胎儿亦有区别。两个胎儿血型、性别、指纹、外貌、性格等特性可能均不相同。平常说的龙凤胎,即是此种情况。单卵双胎的情况,是一个受精卵分裂成两个胎儿,在受精3日内,胚胎发生分裂,形成两个独立的胚胎。两个胎儿具有相同的遗传基因,性别、外貌、血型等均相同。

（卢 聪）

50. 什么是MCMA

MCMA 全称为单绒毛膜单羊膜囊双胎,为单卵双胎,是受精卵在受精后的 9~13 天分裂,此时羊膜囊已经形成,因此两个胎儿共存于一个羊膜腔内,彼此之间没有分隔,且共用一个胎盘。两个胎儿具有相同的遗传基因,性别、外貌、血型等均相同。此类型发生概率较低,占单卵双胎的 1%~2%。通俗理解,子宫相当于一个房子,里面住着两个宝宝,两个宝宝没有独立的房间,住在同一间,且水电系统共用。

单绒毛膜单羊膜囊双胎的脐带插入点通常很靠近(相距 6cm 以内),在妊娠早、中期即可能发生脐带缠绕,从而导致胎儿宫内窘迫甚至胎儿死亡;且两个胎儿之间均存在胎盘血管吻合,所以同样会出现围产儿发病率和死亡率增加。单绒毛膜双羊膜囊可能会出现双胎输血综合征、选择性胎儿生长受限、动脉反向灌注序列、贫血多血质等并发症。单绒毛膜双胎发生胎死宫内的风险是双绒毛膜双胎的 3.6倍,因此,在怀孕初期,一旦确诊为双胎,需尽早确诊绒毛膜性,如果确认有困难,应尽早至当地产前诊断中心就诊。在整个孕期应进行严密监测,每两周行超声检查,有问题及时转诊,以改善预后。

（卢 聪）

51. 什么是MCDA

MCDA 全称为单绒毛膜双羊膜囊双胎,为单卵双胎,是受精卵在受精后的 4~8 天发生分裂,此时胚胎发育处于胚泡期,已经分化出滋养细胞,但是羊膜囊未形成。所以单绒毛膜双羊膜囊双胎的两个胎儿分别具有独立的羊膜囊,但是两个羊膜囊之间仅隔有两层羊膜,没有绒毛膜。而且胎盘仅有一个,两个胎儿共用一个胎盘,每个胎儿所占用的胎盘份额不一定相同,胎盘上两个胎儿脐带插入点之间可能存在血管交通支。两个胎儿具有相同的遗传基因,性别、外貌、血型等均相同。此类型双胎占单卵双胎的 68%。

通俗理解,子宫相当于一个房子,里面住着两个宝宝,虽然是同一个房子,但是两个宝宝都有各自独立的房间,房间之间隔着两堵墙面。但是水电系统(胎盘血管)可能互通,会相互影响。

因为两个胎儿共用一个胎盘,以及血管交通支的存在,一个胎儿的血流变化可能会影响另一个胎儿。所以单绒毛膜双羊膜囊双胎容易出现较严重的并发症,围产儿发病率和死亡率增加。单绒毛膜双羊膜囊可能会出现双胎输血综合征、选择性胎儿生长受限、动脉反向灌注序列、贫血多血质等并发症。并且在其中一胎死亡时,另一胎因为共同的胎盘循环,可能也会出现脑损伤风险或者死亡。

（卢　聪）

52. 什么是TTTS

TTTS 全称为双胎输血综合征,是单绒毛膜双胎妊娠特有的并发症,主要与两个胎儿共用一个胎盘,胎盘间存在血管吻合有关。血液从动脉向静脉单向分流,使一个胎儿成为供血儿,另一个胎儿成为受血儿。通俗讲,就是一个胎儿持续不断地把自己的血输送给另外一个胎儿。所造成的后果,不单单是供血儿贫血这么简单。供血儿因为血容量减少,致使肾脏灌注不足、羊水过少,甚至营养不良而死亡。而受血儿因为血容量增多,同样也会发生多种并发症,包括充血性心力衰竭、胎儿水肿、羊水过多。

双胎输血综合征,孕妈妈可能会有短期内腹部突然增大或腹胀的症状,也可能没有症状,仅通过检查被发现。孕 24 周前未经治疗的双胎输血综合征,胎儿病死率高达90%~100%,存活的胎儿中,发生神经系统后遗症的比例也高达17%~33%。

目前TTTS的诊断标准:①单绒毛膜双胎;②双胎羊水改变,一胎羊水池最大深度大于8cm(20周后大于10cm),另一胎小于2cm。满足以上两点即可诊断。目前对于双胎输血综合征,首选胎儿镜下胎盘交通血管激光凝固术,治疗后至少一胎存活率为60%~88%,两胎存活率为52%。因此,单绒毛膜双胎更应及时正规产检,定期行超声检查,发现问题尽早治疗,改善胎儿预后。

(卢 聪)

第四章　孕晚期(孕 28 周到分娩)

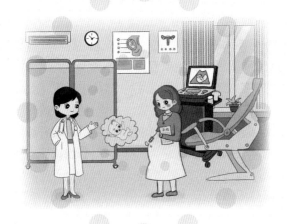

1. 孕晚期有哪些保健要点

孕晚期是指从孕 28 周到分娩结束宝宝出生中间的这段时间。孕晚期准妈妈要注意以下保健要点：

(1) 孕晚期腹中的宝宝生长更快，孕妇所需要的营养也达到高峰。因此准妈妈主要应增加蛋白质及钙、铁、锌等微量元素的摄入，补充服用钙片及多种维生素，忌烟酒及刺激性食物，并适当限制碳水化合物（糖、淀粉）及脂肪的摄入，适当活动，避免孕妇体重增长过快或胎儿偏大，有利于提高顺产的成功率。

(2) 孕晚期产前检查的次数开始慢慢变得较孕早期、孕中期更为频繁，孕妇应按时至正规医院进行检查，包括测量血压、体重、宫高和腹围，监测尿常规和进行必要的血液化验。定期行超声检查以及胎心监护了解宝宝在腹中的生长发育情况。

(3) 孕晚期各位准妈妈需要更积极地从多种渠道如孕妇学校或相关书籍等当中学习了解围产期的保健知识，比如孕晚期宝宝胎动也更明显了，如何每天注意数好胎动；接近预产期如果有腹痛什么时候该去医院；分娩相关知识（分娩方式如何选择、分娩镇痛有哪些等）。

(4) 孕晚期容易产生紧张、焦虑和恐惧的情绪，孕妇要保持心理健康，解除精神压力，预防孕期及产后心理问题的发生。

（张 进）

2. 孕晚期产前检查有何不一样

孕晚期产前检查更为频繁，检查内容和孕早、中期也有所不同。除了每次常规的测量血压、体重、听胎心、化验尿常规之外，一般从

34 周起在每次产前检查中会增加持续 20 分钟左右的电子胎心监护（简称胎监）这一检查项目。胎监可以连续观察和记录胎儿心率的动态变化，从而了解胎儿的宫内情况。大多数医院在孕 34 周左右会对准妈妈进行一次孕晚期抽血化验，监测血常规、肝功能、胆汁酸等指标有无异常。除此之外在孕 35~37 周具有高危因素的孕妇，如合并糖尿病、前次妊娠出生的新生儿有 B 族链球菌（GBS）感染等，需取直肠和阴道下 1/3 分泌物培养是否有 GBS 感染，从而决定是否在分娩期应用抗生素预防 GBS 感染。

孕晚期的超声检查更注重了解胎儿的大小、胎位、胎盘成熟度和羊水情况，有条件的医院还会在超声检查中加入脐血流检测来评估胎儿脐动脉血流阻力。随着距离分娩越来越近，产科医生会更多地关注孕妇有无孕晚期并发症如妊娠高血压、妊娠期肝内胆汁淤积症等。在临近足月时产科医生通过对孕妇宫高腹围的测量和腹部触诊来临床估计胎儿的体重，综合孕妇骨盆条件和胎儿大小，有无产科合并症等和孕妇充分沟通，拟定分娩方式。在孕晚期的产前检查中，孕妇还会通过产科医生护士和医院的孕妇学校学习到更多围绕分娩的知识和注意事项，为宝宝的到来做好充分准备。

（张 进）

3. 什么时间开始第一次胎心监测

胎心监测是产科评估胎儿宫内情况最常用的手段之一，已经成为孕晚期产科检查必不可少的项目。胎心监测通过连续观察并记录胎心率的动态变化，同时描记子宫收缩和胎动情况，反映三者之间的关系，从而评估胎儿在宫内的安危情况。

胎心监测一般从妊娠 34 周开始，具体开始时间和频率目前还没有完全统一。一般孕妇产科检查如无特殊异常，孕 34 周起每周产检时都同时行胎心监测。但是，如果出现胎动异常、羊水量异常、脐血流异常等情况，应及时进行胎心监测，以便进一步评估胎儿情况；对于高危孕妇（如孕妇存在并发症或胎儿存在不良结局风险），胎心监测可从孕32周开始，甚至如果病情需要胎心监测最早可从孕28周开始。但孕28~32周的胎儿由于神经系统发育尚不完善，故其胎心监测的特点与近足月和足月儿相比有所不同，对胎心监测的结果进行解读时容易出现困难，医生会考虑到胎心监测的局限性，并和准妈妈进行沟通。所以第一次胎心监测一般从孕34周左右开始，医生也会根据每位孕妇的情况及病情进行个体化应用，如有必要开始胎心监测的时间可能会提前。

（张 进）

4. 孕晚期为何一直有烧心感

到了孕晚期，常常会有准妈妈出现"烧心"的感觉，这是什么原因呢？怀孕期间胎盘分泌的孕激素会抑制子宫收缩，使子宫的平滑肌变得松弛，这有利于胎儿在宫内生长发育，但孕激素也会使隔离食管和胃的阀门即贲门变得松弛，导致胃酸从胃逆流到食管下部，从而产生一种烧灼感。随着妊娠月份的增加，宝宝不断长大，孕晚期的子宫也越来越大，而不断长大的宝宝也会挤压准妈妈的腹腔，使得孕妇在卧位时，膈肌上抬、咳嗽、屏气和用力排便的时候，巨大的子宫将胃酸"挤"回食管，产生烧心（胃灼热）的感觉。孕妇可以通过少食多餐减轻胃部负担，避免暴饮暴食增加过多胃内容物，胃内食物越多，越容易反流至食管，引起烧心。避免进食容易引起胃部不适的食物和饮料，比如碳酸饮料和辛辣刺激、高油高脂食物。饭后不要立即躺下，饭前喝点牛奶可在胃壁表面形成一层保护膜，减少烧心感。穿宽松的衣服避免勒到腰腹部。孕妇要多吃新鲜的瓜果蔬菜，保证排便通畅。睡眠时适当抬高上身有助于减少胃内的酸性内容物反流至食管。

（张 进）

5. 孕晚期如何数胎动

胎动是指胎儿的躯体活动。胎儿活动时在子宫内冲击子宫壁可以被孕妇感知到,故数胎动成为一种孕晚期孕妇自行观察评价胎儿宫内状况的简单有效的方法。孕妇一般在妊娠18~20周开始自觉有胎动。胎动随着妊娠进展逐渐增强,至孕晚期孕32~34周达到高峰,孕38周后胎动因羊水量减少和胎儿的活动空间减少而逐渐减少。胎动在夜间和下午较为活跃,在胎儿持续20~40分钟的睡眠周期内消失。每位孕妇对胎动的感知都不一样,这与胎龄大小、羊水量情况和孕妇肥胖程度等因素有关,但感知的差异并不影响每位准妈妈建立对胎动变化监测的自我规律。如果胎儿发生宫内异常如胎儿窘迫时,胎动异常往往是较早期的表现。

数胎动时准妈妈要在比较安静的环境下计数,做到思想集中、心情平静。如果宝宝动起来时间比较长,连续的持续时间比较长的胎动仍算作一次胎动。一般建议准妈妈在每天早、中、晚各数胎动一小时,可以安排在三餐后宝宝比较活跃的时间段,三次数胎动的总和乘以4为12小时的胎动数。12小时明显胎动次数为30次以上。胎动少于3次/h作为胎动减少的警戒值。以上为时间固定(每次一小时,一天三次)数胎动的方法。另外也可以采取胎动数固定法,即记录10次胎动所需要的时间,如果10次胎动计数在两小时以内,可推测胎动无异常。无明显胎动或者10次胎动所需时间大于2小时应尽快进一步检查。妊娠28周以后,正常胎动次数≥10次/2h。胎动计数<10次/2h或较平常减少50%提示胎儿有缺氧的可能,应立即就诊咨询医生,进行相关检查确认胎儿的健康状态。

（张 进）

6. 头位都可以阴道分娩吗

头位是阴道分娩的基础,可以说是阴道分娩的必要条件。头位大多都能经阴道分娩,但少部分头位的异常情况也会发生顺产失败或不适合顺产,需要剖宫产来终止妊娠。决定阴道分娩成功与否的因素有以下几点:

(1)产力:包括子宫收缩的力量、腹壁肌及膈肌收缩力(统称腹压）和肛提肌收缩力。

（2）产道：宝宝从母体娩出的通道。

（3）胎儿：即宝宝的大小及胎位情况。

（4）社会心理因素：即产妇的心理因素。

头位的宝宝，一般只要胎儿大小和孕妇的骨盆大小相适应，绝大多数都可以顺产，宝宝也会主动去适应妈妈的产道。如果是产力异常，例如宫缩乏力或宫缩过强，可以尝试使用相应的药物如催产素或宫缩抑制剂来调节子宫的收缩。如果在分娩过程中存在因胎儿头部入盆与骨盆衔接的位置姿势不良，胎儿头部入盆最低点不同（宝宝的脸朝上方或是向侧方，宝宝头部有无向侧方倾斜等），经过试产或手转胎位不能纠正而引起宫口扩张缓慢，阴道分娩过程进展不顺利也可能会造成阴道分娩失败。在头位顺产过程中如果发生胎心监测异常，考虑有宫内缺氧、胎儿窘迫等危险情况也需要及时剖宫产。

（张 进）

7. 剖宫产好还是阴道分娩好

很多准妈妈在临近分娩时，心中除了迎接新生命的喜悦之外，还多了几分对分娩痛苦的担忧，甚至决定直接做剖宫产手术。那么看上去优点多多的剖宫产，真的像听上去那么轻松吗？

目前常见的分娩方式包括自然分娩和剖宫产，想要合理选择分娩方式首先要充分了解自然分娩和剖宫产的适应证和优缺点。

自然分娩是指使用人工手段，让胎儿从阴道自然娩出。从医学角度来说，自然分娩是最佳分娩方式。自然分娩适用于产妇年龄在24~35岁，对自然分娩有充足信心，不存在剖宫产的指征。自然分娩具有花费少，产后恢复快，并发症少等优点，通常一周左右就可出院。但自然分娩产前存在阵痛，生产过程中可能会出现突发情况，必要时中转剖宫产，产后盆底肌肉松弛、有子宫和阴道壁脱垂的风险。

剖宫产是手术助产方式，要剖开腹部与子宫，取出胎儿。适用于产妇存在骨盆畸形、高龄产妇、胎位异常、双胎妊娠以及有产科手术指征者。在自然顺产出现问题时及时采取剖宫产方式，会挽救母婴生命；在未开始宫缩时进行手术，可避免阵痛；如合并卵巢囊肿等妇科疾病，可在手术中一并处理。但剖宫产手术本身有一定风险，包括出血量增多、子宫及皮肤切口愈合不良、子宫内膜异位、子宫复旧不良等，另外术后切口疼痛要持续数天之久，还会在皮肤和子宫上留下永久的瘢痕，住院花费也较多，所以选择剖宫产需要谨慎考虑。

另外，目前很多医院都开展了无痛分娩，在产程中应用药物和非药物阵痛，明显缓解了分娩时的痛苦，使得分娩过程更加温馨而有尊严，为产妇坚持自然分娩提供了更有力的帮助。

目前国家大力提倡三孩政策，第一胎自然分娩有利于身体恢复，对于再次妊娠的间隔要求短，而第一胎剖宫产再次分娩建议至少间隔 18 个月。十月怀胎不易，产妇要谨慎选择适合自己的分娩方式。

（李菲菲）

8. 上胎剖宫产这次想阴道分娩可以吗

随着国家生育政策的放开，很多妈妈选择了生二胎或者三胎，有不少人第一胎因为各种原因做了剖宫产术，子宫变成了"瘢痕子宫"（也包括子宫肌瘤剥除术后）。有些经历了剖宫产的准妈妈，在下一胎的时候想要顺产，但又有许多担心，前一次剖宫产分娩，这次可不可以顺产呢？子宫会不会裂开呢？

前次剖宫产若下一胎阴道试产成功，益处多多，可降低出血、感染、血栓等母体并发症的发生率及再次妊娠相关并发症。因此，我国《剖宫产术后再次妊娠阴道分娩管理的专家共识(2016)》中推荐：合适的瘢痕子宫孕妇可以尝试阴道试产。剖宫产后阴道试产成功率在 60%~80% 之间，发生其他产科风险的概率与二次剖宫产接近。至于孕妇最担心的子宫破裂，虽然危害大，但发生风险并不高，既往为子宫下段横切口剖宫产，再次阴道试产导致子宫破裂的概率不超过 1%。

具体哪些准妈妈适合剖宫产后阴道试产呢？首先，孕妇及家属有阴道分娩意愿。其次，既往有一次子宫下段横切口剖宫产史，且前次剖宫产手术顺利，切口无延裂，无晚期产后出血、产后感染等；除剖宫产切口外子宫无其他手术瘢痕。另外需要满足此次妊娠胎儿为头位，不存在前次剖宫产指征，也未出现新的剖宫产指征，两次分娩间隔 ≥ 18 个月，估计胎儿体重不足 4 000g 等，B 超检查子宫前壁下段肌层连续也可作为参考指标之一。

而对于已有两次及以上子宫手术史、前次剖宫产术为古典式剖宫产术、子宫下段纵切口或 T 形切口、存在前次剖宫产指征、既往有子宫破裂史，或有穿透宫腔的子宫肌瘤剔除术史、前次剖宫产有子宫切口并发症、超声检查胎盘附着于子宫瘢痕处、估计胎儿体重为 4 000g 或以上以及其他不适宜阴道分娩的内外科合并症或产科并发症等情况，则不建议阴道试产。

同时需要注意的是，剖宫产后阴道试产需要在有条件的医院待产，如子宫切口局部压痛，阴道出鲜血，均考虑子宫破裂风险时，待产医院需具备及时剖宫产，有抢救母婴的应急处置能力。

（李菲菲）

9. 有二次剖宫产史这次想阴道分娩可以吗

对于有过两次剖宫产史的孕妇，第三次分娩不提倡阴道分娩，但如果没有前两次剖宫产的指征，此次没有新增的剖宫产指征，子宫下段切口肌层连续，距离前次剖宫产的间隔超过两年，孕妇及家属有强烈的阴道试产意愿，那么在知情同意的情况下，可以选择阴道试产，但需要注意做好严密的母体和胎儿监护，一旦发现有子宫破裂的迹象或胎儿异常等情况，需及时中转剖宫产，保障母婴安全。

（李菲菲）

10. 过了预产期还没有分娩怎么办

经过十月怀胎的漫长等待，准妈妈都期待着迎接新生命。可总有一些宝宝过了预产期仍然没有出生的迹象,这时孕妇和家人就比较担心:怎么过了预产期还不生? 再等下去,宝宝会不会出现问题? 能不能打催产针催产? 打催产针对宝宝有影响吗? 要不要直接剖宫产?

首先要客观看待预产期。预产期只是大概的分娩时间,只有很小一部分宝宝在预产期当天出生,宝宝在孕 37~42 周这段时间分娩都属于正常范围。如果没有妊娠合并症与并发症,到了预产期还没有产兆,也不要着急。孕妇需要注意平时自己数好胎动,遵医嘱按时产检,产检时再次核实预产期是否准确,进行 B 超检测了解胎儿的大小、胎盘功能、羊水情况等。产检正常的孕妇如果孕 41 周还没发动,就需要采取引产措施催产了。

常用的引产措施包括催产素引产、人工破膜引产、阴道内放置前列腺素制剂(普贝生)、宫颈管放置注水球囊等。具体采用哪种方法引产,需要产科医生根据骨盆、宫颈及胎儿情况选择合适的方法。

(李菲菲)

11. 引产有哪些方法

初听到引产,可能会引起产妇及家属的误解,好好的为什么要住院引产? 其实妊娠晚期引产是在自然临产前通过药物等手段使产程发动,达到分娩的目的,是产科处理高危妊娠常用的手段之一。

医院常规的引产方法包含缩宫素静脉滴注和人工破膜术。前者常被孕妈妈称为催产针,通过静脉输入小剂量缩宫素,使子宫收缩,发动分娩。缩宫素静脉滴注从每分钟 8 滴开始,根据宫缩、胎心情况调整滴速,一般每隔 15~20 分钟调整 1 次滴速,使子宫收缩达到有效宫缩的标准,这时 10 分钟内出现 3 次宫缩,每次宫缩持续 30~60 秒,并且伴有宫颈的缩短和宫口扩张。其优点是可随时调整用药剂量,保持生理水平的有效宫缩,一旦发生异常可随时停药。但在宫颈不成熟时,引产效果不好,如连续使用 2~3 天仍无明显进展,医生会使用其他引产方法。

人工破膜术是用人工方法使胎膜破裂，刺激内源性前列腺素和缩宫素释放，诱发宫缩。这种引产方法适合于宫颈条件理想、头先露并已衔接的产妇，不适用于头先露未入盆和阴道感染者。医生在做好会阴及宫颈消毒后，在宫缩间歇期间进行人工破膜，实施操作前、后听胎心率，破膜后观察羊水性状和监护胎心率变化情况。

此外有些特殊情况的引产应在具备相应条件的医疗机构进行，包括母体存在瘢痕子宫、前置胎盘、胎盘早剥、孕中期要求终止妊娠、胎死宫内及严重胎儿畸形者，有利凡诺引产术、水囊引产和米索引产等。

（范宽华）

12. 分娩过程中有哪些方法可减轻产痛

很多孕妈妈会因为惧怕分娩的疼痛，拒绝顺产而选择剖宫产。首先我们需要知道分娩疼痛是怎么来的，产妇可以做好哪些准备来应对这些无法避免的疼痛。分娩疼痛主要来自子宫收缩和胎头对会阴的压迫，同时产妇紧张、焦虑的情绪会导致害怕 - 紧张 - 疼痛综合征。产妇会有不同类型的疼痛表现，比如腹部收缩痛、间歇性腰痛和持续性腰痛等，可以通过分娩镇痛来缓解疼痛，包括椎管内麻醉镇痛、全身阿片类药物麻醉和非药物镇痛。

椎管内麻醉镇痛适用于临产女性，无论其产次、宫口扩张程度和胎头位置如何，除非存在禁忌证，是缓解临产和分娩疼痛的最有效方式。在镇痛前静脉输液，麻醉师会进行麻醉评估，并告知产妇镇痛的方案及风险益处，取得知情同意，同时产妇需要侧卧位配合进行腰椎椎管内置管，然后通过镇痛泵持续小剂量、低浓度给药，可以减轻对运动神经的阻滞，保持产妇的活动能力。

在产妇要求缓解临产疼痛时，若不能选择椎管内镇痛，可给予阿片类药物。阿片类药物可以通过静脉注射或肌内注射间断给予，阿片类药物的优势在于使用方便、应用普遍、价格低廉和创伤性比椎管内镇痛更小，主要作用是镇静，可以产生欣快感，但镇痛效果有限，而且可能导致产妇恶心、呼吸抑制等，常用的药物包括哌替啶、芬太尼等。

非药物分娩镇痛方法有多种,可通过强化对心理 - 情绪和精神方面的治疗尝试,不能消除分娩疼痛,而是通过帮助产妇更好应对分娩痛,并维持在分娩过程中的个人控制感,从而减少心理痛苦,包括调整呼吸、分娩球、经皮电神经刺激、全身按摩、家属陪伴、导乐,可单独应用或联合药物镇痛方法应用。

（范宽华）

13. 可以不做侧切吗

自然分娩的产妇在生产时可能会经历会阴侧切术。那么,什么是会阴侧切? 会阴侧切后应该注意什么? 顺产能否不做会阴侧切呢?

会阴侧切术是在产科分娩中施行的一种小手术,即当新生儿的头快要露出阴道口时,助产士剪开产妇阴道与肛门之间的软组织,使产道口变宽,以利于胎儿娩出。

助产士何时会考虑会阴切开? 当产妇的会阴过紧、胎儿过大、估计分娩时会阴撕裂难免者、孕妈有病理情况急需结束分娩、阴道产钳助产、肩难产时,助产士会评估产妇情况进行限制性会阴切开术。当然孕妈妈根本没有必要为了会阴侧切而苦恼或恐惧。会阴侧切术是在局部麻醉后施行的创伤很小的手术,而且已经非常成熟,不必担心疼痛问题。特别是现在随着科技的进步,多数医院均选择用可吸收线缝合伤口,免去了术后拆线的痛苦。

如果有孕妈妈特别抗拒会阴侧切术,也可以试着在孕期中做到以下几点:

(1)稍加控制饮食、避免胎儿过大。

(2)养成运动的好习惯,锻炼盆底肌肉力量。

(3)及时治疗外阴阴道炎症,以保护外阴皮肤的弹性。

如果孕期做到以上几点,不但可以使产程较为顺利,也可以减少会阴侧切的概率。

（范宽华）

14. 什么是导乐分娩

几乎所有产妇都希望在整个分娩过程中获得照料、支持性陪伴，从而帮助她们应对分娩带来的挑战，包括疼痛、恐惧、疲劳及不确定性。而导乐就是这样的角色，其实导乐是希腊语"Doula"的音译词，释义女性陪伴，在产妇分娩的全过程（产前、产程中、产后）一对一陪伴，从生理、心理、感情三个方面为产妇提供全面支持，通过鼓励、提供专业信息等方法，增强产妇分娩安全感、舒适度，从而达到顺利分娩的目的。

其实导乐有很久远的历史，在20世纪30年代美国医生Klaus就首先提出了导乐分娩模式，且很多研究表明使用导乐分娩能促进和支持自然分娩，降低剖宫产率，有利于母婴心理、生理健康和安全，现已经被各国积极提倡。

导乐分娩工作具体是由谁来做呢？目前在国内外导乐师是导乐分娩的主要提供者，提供非医疗临产和分娩支持，协助医护人员（医生、助产士或护士）照料患者。但其并不能替代医护人员，不能执行临床或医学任务，不能提供医学上的建议，也不能干预临床处理。

在导乐分娩过程中，导乐师会全程陪伴在产妇身边，根据产妇个性化的情况以及自身经验给予产妇照顾，具体包括以下内容：

（1）心理疏导，缓解紧张情绪。

（2）照顾产妇的生理需求，协助产妇合理进食，保证产程中营养充沛，照顾产妇排便等。

（3）协助医生做好产妇的分娩准备，指导产妇及家属认识自己的角色与作用，介绍分娩过程，教会产妇调息及用力方式。

（4）在胎儿娩出后，恭喜产妇，分享喜悦。

（5）指导产后注意事项及个人护理。

（6）提供育儿咨询。

（范宽华）

15. 晚断脐有什么好处

自然界胎生哺乳动物繁衍后代时，脐带会被动物妈妈咬断后自然风干脱落，在人类进化的现阶段，母婴连接的脐带由医生或助产士在新生儿出生后立刻用专用剪刀剪断，但如今国内外各大权威机构都提出了对晚断脐的建议，那么晚断脐究竟是什么呢？会对母婴产生什么影响？

晚断脐是指在新生儿出生后等待 30~60 秒或脐带搏动消失（一般为 3~5 分钟）后再剪断脐带，而不是立即脐带结扎。对于足月儿，晚断脐的主要优势是 6 月龄时婴儿铁储备较高，而当母亲铁蛋白水平低或计划母乳喂养但不补充铁或强化配方奶粉时，这一优势可能尤其重要。因为缺铁可能导致神经发育受损，所以预防或减少婴儿缺铁可能对长期发育结局有益，对于早产儿，能有更多时间完成胎儿至新生儿的生理转变，显著减少脑室内出血（intraventricular hemorrhage，IVH）和坏死性小肠结肠炎的发生风险。

约 75% 的胎盘 - 胎儿输血发生在出生后第 1 分钟内，晚断脐增加了胎盘给新生儿的输血量，可以给新生儿带来以下好处：

（1）改善胎盘 - 胎儿循环灌注。可以使胎儿灌注量增加，血容量增加 1/3~1/2，在胎儿血循环向新生儿过渡的短暂时间内保持血氧供给，有助于肺呼吸不能很快建立的新生儿持续获取胎盘呼吸功能。

（2）增加出生后铁蛋白的存量，降低新生儿缺铁性贫血的发生风险。

（3）提供新生儿机体免疫力。晚断脐使胎盘中的血液充分流向新生儿体内，从而增加新生儿体内的干细胞和免疫球蛋白含量，提高新生儿机体免疫力。

（4）晚断脐对新生儿的窒息复苏有重要影响，可以增加抢救成功率，降低后遗症发生率。尤其对于早产儿而言，可以提高早产儿存活质量。

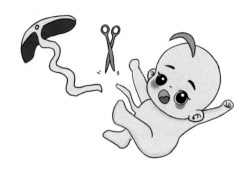

（范宽华）

16. 在家突然阴道流水了怎么办

多数准妈妈都有类似经历，在家中突然出现阴道流水的情况，这时都会比较紧张，也有许多疑问：突然阴道流水是什么问题？宝宝有没有危险？需不需要到医院就诊？需要马上去医院吗？

孕期突然阴道流水需要警惕胎膜早破的可能，另外也不除外阴道炎或漏尿的情况。如果是感觉阴道内有液体流出，液体无色无味，流出液体不受控制，一股一股伴有温热感，那么胎膜早破的可能性大；如果只是感到外阴较平时湿润，少量液体分泌物后没有持续的液体流出，则感染阴道炎或者单纯阴道分泌物增多的可能性较大。还有比如在憋尿、腹压增大如打喷嚏或者大笑后突然阴部少量液体排出，有意识地控制排尿后没有液体流出，可能是少量漏尿。

在家里发生这些情况有时自己很难判断到底是不是胎膜早破了，需要及时到医院就诊明确诊断。特别是阴道流水量多时，有引起脐带脱垂、脐带受压进而胎儿缺氧甚至胎死宫内的风险，建议尽量平躺，抬高臀部，减少羊水流出，同时呼叫 120 紧急至医院就诊。等待 120 的过程中家属可以准备一些干净的护垫以及待产用品备用。

（李菲菲）

17. 什么是胎膜早破

很多准妈妈疑惑,胎膜早破到底是怎么回事? 是什么原因造成的? 对胎儿和孕妇有什么不良影响吗? 怎样做能预防胎膜早破?

胎膜早破是指临产前发生胎膜自然破裂,是常见的分娩期并发症。根据胎膜早破发生的时间可将其分为足月胎膜早破和未足月胎膜早破。

胎膜早破大多是阴道内病原微生物上行性感染,引起胎膜炎,细菌产生蛋白酶、胶质酶和弹性蛋白酶等降解胎膜的基质和胶质,使胎膜局部抗张能力下降而破裂。胎膜早破可显著增加孕妇、胎儿和新生儿患病风险,需要结合胎儿孕周权衡进行期待治疗或适时终止妊娠。

准妈妈在家中出现阴道流水后至医院就诊,医生首先会明确是否为胎膜早破。胎膜破裂的诊断主要依靠病史和体格检查:羊水经阴道流出、阴道液 pH 测试呈碱性以及显微镜下观察阴道液可见羊齿状结晶。无菌窥阴器检查可评估宫颈扩张和消失情况,同时判断是否有脐带脱垂,并获取阴道标本进行病原体培养。此外,阴道液中的一些生化指标如 IGFBP-1 等的检测,也可作为辅助诊断依据。

胎膜早破胎先露未衔接的住院待产妇应绝对卧床,采取左侧卧位,注意抬高臀部防止脐带脱垂造成胎儿缺氧或宫内窘迫;孕妇保持外阴清洁,每日会阴消毒两次;放置吸水性好的消毒会阴垫于外阴,勤换会阴垫,保持清洁干燥,防止上行性感染;同时医生会密切观察胎心率的变化,监测胎动及胎儿宫内安危;定时观察羊水性状、颜色、气味等;严密观察产妇的生命体征,进行白细胞计数,了解是否存在感染;一般于胎膜破裂后 12 小时给抗生素预防感染。对于不足孕35 周的胎膜早破者,应给予地塞米松促胎肺成熟。若孕龄<37 周,已临产,或孕龄达 37 周,破膜后尚未临产者,均可采取措施,尽快结束分娩。如有胎位异常、胎儿宫内窘迫、宫内感染等产科指征需要剖宫产者则尽早剖宫产终止妊娠。

嘱孕妇重视妊娠期卫生保健并按时产检,妊娠后期禁止性生活、避免负重及腹部受碰撞；宫颈内口松弛者，适当注意休息，有利于减少和预防胎膜早破。

（李菲菲）

18. 前置胎盘怎么办

有些准妈妈在产检中或阴道出血后超声检查发现前置胎盘，产检医生会比较认真地交代一些注意事项，甚至有些会收入院观察。什么是前置胎盘？前置胎盘有什么危险？发现前置胎盘应该怎么办？

前置胎盘是指妊娠 28 周后胎盘位置低于胎儿先露部，胎盘下缘毗邻或覆盖子宫颈内口。前置胎盘是妊娠晚期出血最常见的原因，常表现为孕晚期无痛性阴道流血，是严重的妊娠期并发症，严重者危及母儿生命安全。

前置胎盘可分为两种：前置胎盘和低置胎盘。①前置胎盘：胎盘完全或部分覆盖宫颈内口。②低置胎盘：胎盘附着于子宫下段，胎盘边缘距离宫颈内口的距离小于 20mm，但不覆盖宫颈内口。妊娠中期发现的胎盘前置会随着胎盘"移行"而发生变化。诊断时期不同分类也不同，通常以临床处理前的最后一次检查来决定其分类。

妊娠中期发现胎盘前置需超声随访胎盘的变化情况，根据孕妇的孕周、胎盘边缘距子宫颈内口的距离及临床症状增加超声随访的次数。根据检查结果确定最佳的分娩方式和时机。

前置胎盘的高危因素包括母体高龄（年龄 ≥ 35 岁）、多产、多次宫腔操作史、剖宫产史、子宫形态异常、产褥感染史、多胎妊娠、前置胎盘病史、吸烟、滥用可卡因及辅助生殖技术等。有以上高危因素的准妈妈孕期产检时需要关注自己的超声结果，有阴道出血及时就诊。

（李菲菲）

19. 什么是胎盘早剥

胎盘早剥是指妊娠 20 周后或分娩前,正常位置的胎盘在胎儿娩出前,部分或全部从子宫壁剥离。胎盘早剥是妊娠期严重并发症,也是产前出血的常见原因。由于剥离位置和面积大小不同,临床表现千变万化,病情发展或快或慢,难以控制,早期诊断困难,严重影响母亲与胎儿的安全。胎盘早剥可导致新生儿重度窒息、胎死宫内,母亲可发生休克、弥散性血管内凝血、产后出血、急性肾功能衰竭等。

胎盘早剥的诊断是结合患者临床症状、体征及影像学资料的临床诊断。胎盘早剥的症状和体征受胎盘位置、剥离面积大小、剥离位置的影响,临床表现多样。其典型症状是阴道流血、腹痛、子宫张力增高和子宫压痛等。

根据临床特征可将胎盘早剥进行如下分级:

0 级:胎盘后有小凝血块,但无临床症状。

Ⅰ级:阴道出血;可有子宫压痛和子宫强直性收缩;产妇无休克发生;无胎儿窘迫发生。

Ⅱ级:可能有阴道出血;产妇无休克;有胎儿窘迫发生。

Ⅲ级:可能有外出血;子宫强直性收缩明显,触诊呈板状;持续性腹痛,产妇发生失血性休克,胎儿死亡;30% 的产妇有凝血功能指标异常。

当出现严重腹痛、阴道出血、胎儿宫内窘迫或胎死宫内等典型的胎盘早剥症状时,诊断并无困难,但母儿已处于危急状态,临床处理十分棘手。而胎盘早剥早期的症状与体征均不典型,使临床诊断存在困难。胎盘早剥一经诊断,大多数须立即处理。处理方案依据病情的严重程度、有无并发症、母亲和胎儿情况以及孕周大小进行决定。病情严重,出现并发症影响母儿安全,需及时终止妊娠;孕周小,病情稳定,早剥面积小且无明显进展,或诊断不明情况下,可在严密观察下期待延长孕周。

胎盘早剥孕产妇及新生儿的预后与临床处理是否及时有密切关系,早剥发生时间越长,胎盘剥离面积越大,病情越严重,出现并发症的危险性也越大。在临床工作中应及早识别胎盘早剥并及时处理，尽量缩短首发临床征象至处理的时间，可减少母儿不良预后的发生率。因此，如果在基层医疗机构发现胎盘早剥，原则上应就地处理，尤其当胎儿存活时，应就地及时终止妊娠，做好新生儿的转运，避免在转诊过程中胎死宫内及母亲发生严重并发症。如已发生休克、弥散性血管内凝血等严重并发症，可在终止妊娠后有效止血（宫腔填纱等）、积极抗休克、输血及凝血因子的条件下及时转诊。

（李菲菲）

20. 孕晚期一直有肚子发硬怎么办

孕晚期准妈妈会出现很多不适的症状，常见的比如肚子发硬，肚子发硬时一般感觉不到痛，有时有轻微的像月经痛的感觉，每次都十分短暂，持续几秒或者十几秒不等，大多不到1分钟，且夜间频繁，白天减轻或消失，这种偶发的无痛性腹部发硬是假宫缩。

假宫缩通常是由于孕晚期子宫变得越来越敏感，受到一些刺激而产生的。这类宫缩与分娩发动时的宫缩不同，不会引起胎儿提早分娩，对于大多数健康的准妈妈来说，出现肚子发硬无需过度担心，要注意休息，避免过度劳累。平时尽量不要刺激子宫，行走的时候注意避免人或物撞击到腹部。

如果孕晚期一直有肚子硬的现象，特别是孕周还不足37周，有早产可能的情况，需要到医院做胎心监护观测是否存在不规则宫缩，如有不规则宫缩应予以适当治疗。如果孕晚期肚子硬还伴随肚子痛、腰痛，也需要立即去医院检查，了解是否是临产情况。

另外还有一些情况可能会引起腹部发硬，如生殖道及泌尿道感染、胃肠炎等，除了疾病本身的症状如白带增多、尿频尿急、恶心呕吐、腹泻等，同时伴发腹部一阵阵发紧发硬也需要至医院就诊。

孕晚期采取左侧卧位休息，可增加子宫胎盘的血流量，孕晚期禁止性生活，预防尿路感染，吸烟者戒烟等都有助于防止或减少自发性子宫收缩。

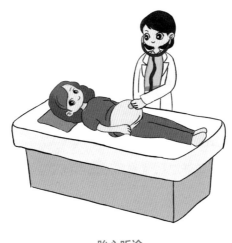

胎心听诊

（李菲菲）

21. 孕晚期下肢水肿怎么办

下肢水肿是孕晚期常见的症状，水肿部位一般先从足踝部开始，然后慢慢向上蔓延，但大多数只限于小腿。用手指按压肿胀的部位，能看到皮肤明显下凹，慢慢才能回弹。

准妈妈在孕晚期出现水肿，是发胖了吗？是什么原因造成的？需要注意什么呢？

孕晚期水肿不同于发胖，导致水肿的原因有以下几方面：①逐渐增大的子宫压迫下肢静脉，使下肢的血液回流受阻，静脉压升高，引起下肢水肿；②毛细血管通透性增加，尤其是伴有妊娠高血压综合征时，全身小动脉痉挛使毛细血管缺氧，血浆蛋白及液体进入组织间隙导致水肿；③孕期内分泌发生变化，血浆孕激素转换酶增加，孕晚期盐皮质激素、去氧皮质酮升高可致水钠潴留，血浆胶体渗透压降低，引发水肿；④蛋白质摄入不足或吸收不良，血浆白蛋白下降，血浆胶体渗透压降低，引发水肿。

如何才能缓解孕期水肿呢？首先，充足的休息使身体各个器官的负担减少,有助于静脉回流,可自然减轻水肿现象,如下肢水肿严重可将枕头垫高下肢促进回流。其次,选择宽松舒适的衣服,避免衣服过紧,加重血液循环不畅。再次,选择侧卧位睡姿可以减轻子宫对下肢静脉的压迫,减少血液回流的阻力。最后,合理饮食,饮食清淡,避免吃过咸的食物。补充含优质蛋白的食物,如肉、鱼、虾、蛋、奶等,保证摄入充足的蔬菜和水果,补充维生素和微量元素。

需要注意的是,如果短期内水肿明显,需要排除妊娠高血压疾病,应到医院就诊,做好血压监测和尿蛋白测定,必要时住院治疗。

（李菲菲）

22. 妊娠期高血压疾病

妊娠期高血压疾病,包括妊娠高血压、子痫前期、子痫、慢性高血压并发子痫前期以及妊娠合并慢性高血压等一系列疾病,其中妊娠高血压、子痫前期、子痫是妊娠期特有的疾病,多发于妊娠 20 周以后,以高血压、蛋白尿为主要特征,可伴全身多器官功能损害或功能衰竭,严重者可出现抽搐昏迷甚至死亡。该病严重威胁母婴健康,是导致孕产妇和围生儿发病和死亡的重要原因之一。我国妊娠期高血压疾病发生率为 9.4%~10.4%。

不同程度妊娠期高血压疾病的诊断如下:

(1)妊娠高血压:妊娠 20 周后首次出现高血压,收缩压 ≥ 140mmHg 和 / 或舒张压 ≥ 90mmHg;尿蛋白检测阴性。产后 12 周内可恢复至正常水平。

(2)子痫前期:妊娠 20 周后首次出现高血压,收缩压 ≥ 140mmHg 和 / 或舒张压 ≥ 90mmHg,伴有下列任一项:①尿蛋白定量 ≥ 0.3g/24h,或尿蛋白 / 肌酐 ≥ 0.3,或随机尿蛋白 ≥ +(无条件行定量时使用);②无蛋白尿但伴有以下任一器官或系统受累:心、肺、肝、肾等重要器官,或血液系统、消化系统、神经系统的异常改变,胎盘 - 胎儿受到累及等。子痫前期可发生在产后。子痫前期孕妇出现下述任一表现为重度子痫前期:①血压持续升高,不可控制:收缩压 ≥ 140mmHg 和 / 或舒张压≥90mmHg；②持续性头痛、视觉障碍或其他中枢神经系统异常表现；③持续性上腹疼痛及肝包膜下血肿或肝破裂表现；④转氨酶水平异常：天门冬氨酸氨基转移酶（AST）、丙氨酸氨基转移酶（ALT）升高；⑤肾功能受损：尿蛋白定量≥2.0g/24h、少尿或血肌酐>106μmol/L；⑥低蛋白血症伴腹腔积液、胸腔积液或心包积液；⑦血液系统异常：血小板计数呈持续性下降<100×10⁹/L、微血管内溶血；⑧心功能衰竭；⑨肺水肿；⑩胎儿生长受限或羊水过少、胎死宫内、胎盘早剥等。在子痫前期的基础上发生不能用其他原因解释的强制性抽搐称为子痫。

（3）妊娠合并慢性高血压：孕妇既往存在高血压或妊娠20周前发生的收缩压≥140mmHg和/或舒张压≥90mmHg，妊娠期无明显加重或表现为急性严重高血压；或妊娠20周后首次发生高血压但持续到产后12周后。

（4）慢性高血压伴发子痫前期：慢性高血压孕妇妊娠20周前无蛋白尿，20周后出现尿蛋白定量≥0.3g/24h或随机尿蛋白≥+；或妊娠20周前有蛋白尿，后期明显增加；或出现血压较前升高等重度子痫前期的任何一项表现。

发生妊娠期高血压疾病的高危因素有：初孕；高龄产妇（≥40岁）、低龄产妇（<20岁）；妊娠间隙≥10年；既往妊娠并发子痫前期；有子痫前期家族史（母亲或姐妹）；多胎妊娠；抗磷脂抗体阳性；患有慢性病：高血压、慢性肾脏疾病、1型/2型糖尿病、蛋白尿；肥胖（BMI≥35kg/m²）；孕早期/首次产检：收缩压≥130mmHg；孕早期/首次产检：舒张压≥80mmHg；自身免疫性疾病，如系统性红斑狼疮等。准妈妈可以参照以上指标看自己是否有相关高危因素，如果有相关高危因素则需要警惕，平时可以自行监测血压水平，注意定期产检，做好相关指标的监测。如果出现血压升高、明显下肢水肿或体重增长过快、头晕头痛、视物模糊、上腹部不适感甚至在家中抽搐发作，需要紧急到医院就诊。

妊娠期高血压疾病需根据准妈妈的疾病严重程度进行个体化治疗，其治疗原则为：休息、解痉、镇静、有指征的降压、合理利尿，密切监测母胎情况，适时终止妊娠。

准妈妈按时进行产前检查,定期监测血压,化验尿常规,检查有无蛋白尿;注意孕期营养,保证蛋白质摄入;对低钙摄入人群(<600mg/d),口服钙补充量至少1 000mg/d;对于高危人群,可以在妊娠早、中期(妊娠12~16周),开始每天服用小剂量阿司匹林(50~150mg),并维持到妊娠26~28周有助于预防妊娠期高血压疾病。

（李菲菲）

23. 什么是见红

见红是孕期非常常见的症状,在胎儿足月之前发生见红会让准妈妈非常担心胎儿的安危以及是否会发生流产或早产,而宝宝足月后见红许多准妈妈的心情则会既兴奋又紧张:出现了见红是不是表示快生了? 是不是需要马上去医院? 想要知道这些问题的答案,就要先认识"见红"。

为了顺利分娩,孕妇的身体会在分娩前做相关准备,其中包括宫颈的准备。怀孕期间,子宫、宫颈、羊膜都处于一个稳定的状态,宫颈是一个圆柱体,宫口紧闭,牢牢地把守子宫的出口。当孕妇的身体准备分娩时,子宫就会慢慢地产生宫缩,由弱变强,由疏到密,一阵阵宫缩和变化的激素促使宫颈慢慢前移,成熟变软、变薄、变短,宫口也会慢慢扩张。在这个过程中,宫颈口附近的胎膜与子宫壁分离,局部毛细血管发生破裂,就会有少量出血。同时,宫颈管内的黏液栓也会随之脱落。这些黏液和破裂血管所出的血液混合在一起,沿阴道流出,便形成了所谓的"见红"。

一般来说,见红是一种生理性的阴道流血,一般是粉红色或褐色的出血,也有可能是分泌物内混有一些血丝。见红的量一般不会很多,大多数准妈妈的见红,可能只是点滴的量。随着宫缩的频繁和加剧,见红的量可能会增多,颜色可能会偏鲜红。不过一般来说,见红的量不会超过月经量,如果见红颜色新鲜而且量很大,那就有可能是病理性出血,需要马上去医院就诊。

见红的程度,对于进入产程甚至分娩的快慢有一定的预测价值。

当宫颈成熟程度比较好，宫缩比较强烈时，宫颈扩张的速度就会比较快，破裂的毛细血管比较多，就会比较快进入产程；反之，如果宫缩若有若无，破裂的毛细血管就少，那离临产的距离就会比较远。

因此，少量的见红，并不会马上就生，只是分娩即将开始的征象。大多数准妈妈见红后24~48小时内产程会发动。不过也有些准妈妈，虽然有见红，但没有宫缩，这就可能要等待一段时间才会进入产程。

所以，见红是身体给准妈妈提个醒：需要准备分娩了。准妈妈在见红时可以注意宝宝的胎动，做好分娩入院前的最后准备，等待规律宫缩的到来！

（李菲菲）

24. 临近预产期的准备工作

临近预产期准妈妈的心态越来越不淡定了。一方面期待和宝宝见面了，另一方面又担心不知道什么时候宝宝会降临。那么如何判断快生了呢？

准妈妈如果出现以下征兆，就要去医院待产了！

（1）下腹坠胀：产前2周左右准妈妈宫底开始下降，这时会感觉呼吸畅快、食欲增加，同时出现下腹部坠胀、尿频等情况。

（2）见红：分娩前24~48小时准妈妈阴道会流出一些混有血的黏液，出血量少于月经量。如果出血量大于月经量可能不是分娩前兆，而是妊娠晚期出血性疾病，如前置胎盘、胎盘早剥等。

（3）宫缩：临产前，腹部一阵阵发胀、发紧、小腹下坠，这就是宫缩。刚开始宫缩大多是无规律的，然后逐渐频繁并增强，发展到后来间隔2~3分钟就宫缩一次，持续30秒左右。出现规律性宫缩表明产程已经开始了。

（4）破水：通常经过数小时的阵痛在分娩前胎膜会自然破裂，羊水从阴道内流出。

以上几点都是分娩前的先兆，如果出现下腹坠胀、见红并且宫缩越来越频繁越来越强，或者出现阴道流液，准妈妈需要尽快到医院就诊。出发前记得带上夫妻双方的身份证、医保卡、孕妇健康手册等证件和材料方便办理住院手续以及方便医生及时掌握孕检信息。如果破水，可以打电话呼叫救护车，或者尽快开车将孕妇送去医院。在去医院的途中，孕妇要尽量保持平躺姿势，并把臀部垫高，避免羊水大量流失。到了医院，孕妇或者家属要告知医生破水时间，以便医生根据这些信息来确定处理方案。

（李菲菲）

25. 孕晚期皮肤瘙痒是什么原因

由于怀孕后体内激素的变化，孕妇可能会发生皮肤瘙痒。孕妇皮肤瘙痒是妊娠期较常见的生理现象，多不需要特殊治疗，孩子出生后就会消失。在孕中期，更为普遍的是在孕晚期，严重瘙痒可能是妊娠期肝内胆汁淤积症的征兆。由胆汁淤积引起的瘙痒需及时抽血检查，确诊后及时用药，否则会影响胎儿的健康和生长发育，应引起准妈妈的高度重视。孕晚期皮肤瘙痒还有可能是外在因素或感染所致，如感染疥疮、天气过湿、环境不良、个人体质比较弱、容易过敏等，要找准病症，对症下药。如果是不明原因引起的瘙痒，建议孕妇做进一步检查。孕晚期发生皮肤瘙痒应注意以下几点：

(1)缓解情绪：减轻精神负担，避免烦躁和焦虑不安。

(2)注意皮肤清洁：洗澡时应使用温和、无刺激的清洁用品，在油脂不多的情况下，可以用清水清洗。洗澡的水温不宜过高，洗澡时间不宜过长。

(3)避免搔抓止痒：不断搔抓后会导致皮肤增厚、色素加深，继而加重瘙痒，甚至引起化脓性感染。

(4)避免流汗：流汗会加重瘙痒，流汗后尽快擦干，衣着宽松舒适,少用消毒药水或肥皂等。

(5)做好皮肤保湿:多喝水多吃瓜果蔬菜,注重护肤品的使用。

(6)穿衣:选择舒适的贴身衣物,勤换内衣,以棉织品为宜,应宽松舒适,避免摩擦,以减少对皮肤的刺激。

(7)饮食:避免吃刺激性食物,如辣椒、韭菜、生姜等。海鲜的摄入要适量,因为海鲜能加重皮肤瘙痒。

(8)药物治疗:孕妇需在医生指导下用药,不可擅自乱用药,谨防发生胎儿畸形或药物性皮炎。

(刘雯彧)

26. 胎心监护没有过是什么意思

电子胎心监护是孕晚期产前检查一项非常重要的项目,可以连续动态地观察胎心率的变化,同时记录宫缩和胎动情况,反映三者的关系。孕妈妈产检做胎监听到宝宝的胎心时非常高兴,觉得进一步和宝宝有了接触和互动;但有的孕妈妈对做胎监感到非常恐惧,做了三四次仍旧没有过,担心焦虑又不知所措。

正常的胎心监护图谱包括:胎心基线 110~160 次/分;基线中等变异;无减速或偶有变异减速,持续<30 秒;40 分钟内 2 次或 2 次以上加速超过 15 次/分,持续 15 秒。如果没有达到上述要求,医生就会判定胎心监护没有过。

胎心监护没有过可能的原因主要分为两类。①母体因素:比如孕妈妈发热、甲状腺功能亢进或使用了一些药物(保胎用的安宝等),自身心率很快,宝宝的心率也会超过 160 次/分;或者孕妈妈用了一些镇静药或硫酸镁等药后,宝宝活动较少,胎监可以显示胎动减少,胎心加速不满意甚至变异减少;另外孕妈妈检查时太过紧张,或食用太过于刺激的食物,胎监时很容易影响宝宝,造成胎动不安,出现胎监不过。②胎儿因素:由于各种原因引起的胎儿宫内缺氧,胎儿正在睡觉没活动,都会显示胎心监护不过关。

如何提高胎心监护成功率呢? 一般孕妈妈在做胎心监护前吃点

食物,不要空腹,大多数宝宝在孕妈妈用餐后会比较活跃。不要在宝宝睡觉时做胎心监护,做之前可以多走动、轻拍肚皮唤醒宝宝,等宝宝活动时再做,成功率更高。同时孕妈妈可以听点舒缓的音乐放松自己,保持轻松愉悦的心情。做胎监时不要长时间平躺,可以坐位或半卧位或侧卧位,胎监不满意时可以吸氧。但是反复胎监不满意,需要高度重视,听从产检医生的安排,及时加做 B 超,甚至住院进一步诊治。

（翁剑蓉）

27. 孕晚期 B 超检查主要看什么

　　孕晚期是指从孕 28 周开始直至妊娠终止,也就是妊娠的最后 3 个月,孕妇经过孕早期超声检查以及孕中期详细、系统的超声胎儿大畸形筛查,已经确定了胎儿数目,排除了大部分畸形。进入孕晚期最怕早产,准妈妈除了自我监测胎动还要定期去医院超声检查。常规孕晚期超声检查主要包括以下几方面:

　　（1）评估生长发育:一般通过测量胎儿双顶径、头围、股骨长以及腹围,了解胎儿大小及发育是否正常,有无过大或过小。如过小,需仔细鉴别是否为宫内生长受限（FGR）。

　　（2）监测迟发型胎儿畸形:某些畸形可能在孕晚期才表现出来,称为迟发型胎儿畸形,例如脑积水、消化道梗阻和泌尿道梗阻、某些心脏发育异常、膈疝等。神经系统畸形脑积水最常见,临床医生和超声医生均特别关注,一般按严重程度分为三类:轻度,侧脑室宽度 10~12mm,单侧 12mm 左右,其他未发现异常,单侧扩张,30% 宫内缓解,90% 以上预后好;中度,侧脑室宽度 12~15mm,需要密切随访;重度,侧脑室宽度 15mm 以上,建议磁共振检查进一步明确诊断。

　　（3）观察胎盘、羊水:如有无胎盘早剥、胎盘前置、胎盘植入、帆状胎盘血管前置等,通过对胎盘进行分级,大概了解胎盘功能;羊水是否正常,有无过多或过少。

（4）估计体重：通过超声测量的生长参数估计体重误差较大，尤其是腹壁厚体型肥胖的孕妇、胎位胎儿姿势等因素影响，误差更大，建议至少要间隔两周，据统计间隔三周比间隔两周误差小。

（5）血流监测：主要通过脐动脉和大脑中动脉血流的监测，必要时测静脉导管，评估胎儿宫内有无缺血缺氧等。

由此而见，孕晚期超声检查可以为产科医生提供许多有价值的信息，是非常重要而不可或缺的，需要及时做，但准妈妈也不要因为焦虑频繁进行 B 超检查，误把 B 超当成"放心超"。

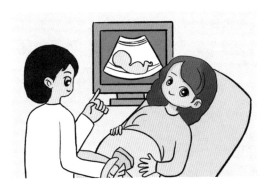

（杨海英）

28. 脐带绕颈怎么办

准妈妈产检时，超声显示脐带呈 U 型压迹就是脐绕颈 1 周，脐带呈 W 型压迹就是脐绕颈 2 周，脐带呈波浪型压迹就是绕颈 3 周以上。准妈妈勿焦躁不安，辗转难眠，大多数宝宝都能顺利健康分娩！

先了解一下脐带的解剖和生理功能。脐带呈螺旋状，一端与胎儿腹壁脐孔相连，一端与妈妈子宫内的胎盘相连，随着孕周的增加，脐带也渐渐变长，足月胎儿的脐带长度为 40~60cm，平均 55cm，直径 1~2cm，脐带内含两条动脉一条静脉，宝宝所需的氧气和营养通过脐静脉从妈妈那里获取，产生的废物和代谢产物通过脐动脉运输到妈妈胎盘。

　　胎儿脐带绕颈导致不良结局的原因并不是脐带把胎儿勒死，而是绕得紧了，脐带血管就被压扁了，血流不畅，孕妇与胎儿连接的通路被阻断，妈妈的氧气和营养到不了胎儿，同时胎儿的代谢产物也排不出去，最终导致宝宝缺血缺氧，这是很危险的。

　　那么脐带绕颈该怎么办呢？临床医生只需让准妈妈定期超声监测脐血流，脐动脉 S/D 值基本正常，就不必担心。大多数脐绕颈的宝宝都会把脐带绕出来，即使没绕出来，只要脐血流正常，胎心胎动好，那么宝宝就能从妈妈那里得到足够的氧气和营养，宝宝产生的代谢产物也能及时排出去，脐带绕颈的宝宝也是安全的，一般均能足月正常分娩。所以准妈妈大可不必因为宝宝有脐绕颈而担心。通常 30% 左右的胎儿都会发生脐带绕颈，但并不是 30% 的胎儿会胎死宫内，而大多数胎儿都会顺利娩出。

（杨海英）

29. 羊水过少是什么原因

　　准妈妈做产检时，超声提示羊水少，心里不禁担心有疑问：羊水量超声测值多少就是少呢？为什么会出现羊水少呢？宝宝在妈妈肚子里怎么样了？会有什么不好吗？该怎么办呢？

　　妊娠期羊水少于 300ml 为羊水过少。超声判断羊水多少主要有两种方法。羊水指数 <50mm 或羊水最大深度 <20mm。羊水是维持胎儿生命所不可缺少的成分，就像水和鱼儿的关系，羊水正常时，宝宝就像鱼儿在水里能自由自在地游来游去；反之，羊水少时，胎儿紧贴子宫壁及胎盘，胎儿躯干和肢体聚拢成团，胎动极少甚至无胎动，此时超声医生进行胎儿结构及脐带的检查就非常困难。

　　通常羊水产生受阻或羊水吸收加快均可导致羊水过少。羊水少一般与以下因素有关，母亲方面：水分摄取不足、低容积血症、高血压等状况。胎儿方面：①胎儿泌尿系统畸形：双肾缺如、常染色体隐性遗传多囊肾病、双侧多囊性肾发育不良、尿道梗阻等；②胎膜早破：胎儿结构未见明显异常，脐动脉多普勒指标正常，孕妇有阴道排液史；③胎盘功能不良：胎儿生长受限，脐动脉阻力增高；④过期妊娠，大于 40 周仍未分娩。据统计，羊水减少妊娠 24 周前的发病率约为 1∶100，晚孕期多见，以"破水"最为常见，其次是胎儿泌尿系统发育异常。

由此可见，同样表现为羊水过少，但是病因却可能各不相同，不是单靠孕妇调节饮水量就可以解决的，需要超声医生和临床医生针对不同的病因进行诊断并采取不同的处理方法。

（杨海英）

30. 孕期胎动少怎么办

胎动包括胎儿在子宫内所有的活动，是胎儿存在生命迹象的表现。良好的胎动状况是胎儿在宫内发育良好、产妇及胎儿整体状况良好的指标。通过 B 超观察，妊娠 12 周即可看到胎动，孕妇通常自妊娠 18~20 周开始感到胎动，孕 32~34 周时达高峰，孕 38 周后逐渐减少，下午和晚上是活动的高峰期。建议孕妇在妊娠 28 周开始自我监测胎动，在每日早、中、晚固定时间各测胎动 1 小时，正常胎动 ≥ 3~5 次 / 小时，也可将 3 次测得的胎动数乘以 4，则得到 12 小时胎动数，应在 30 次以上，<20 次 /12 小时为异常。胎动是一种主观感觉，受多种因素影响，如情绪、胎盘位置和羊水量等，个体差异较大。孕妇在安静环境下记录胎动时往往能识别出更多的胎动，故也有学者提出胎动相对计数，即每日平均胎动数减少>50% 可恢复为胎动正常，减少>50% 而不能恢复为胎动异常。如果整个怀孕期胎动都不多，可能是因为胎儿比较安静不爱活动。如果平时活动较频繁，近期出现胎动减少，很可能是出现了宫内缺氧，宫内缺氧时胎动减少以增加能量储备，是胎儿自我保护机制之一，需要到医院就诊。

准妈妈平时要注意定期产检，数好胎动，胎动管理是产前检查和宣教的重要内容。胎动的次数与幅度与胎儿的生长发育息息相关，如果胎动明显增多或减少要谨防胎儿宫内缺氧，最好在 2 小时内去医院检查，尽快对妊娠状况及胎儿进行评估。

（刘雯彧）

31. 孕期都需要检查 B 族链球菌感染吗

B 族链球菌（GBS）又称无乳链球菌,可间断性、一过性或持续性定植于孕妈妈消化道和生殖道,在阴道、直肠或肛周取样培养,结果可显示 GBS 阳性,发生率在 10%~19%。GBS 是一种条件致病菌,在一定条件下可由定植状态转为致病菌,导致孕妈妈感染。孕妈妈感染 GBS,如果不加以干预,约有一半可能会垂直传播给胎儿或新生儿,导致新生儿发生早发性 GBS 病。

GBS 感染会对母儿造成的不良结局如下:

（1）孕妈妈感染后可以出现无症状菌尿、膀胱炎、肾盂肾炎、菌血症、羊膜腔感染、肺炎、早产、产后子宫内膜炎及产后脓毒血症,甚至危及孕妈妈的生命。

（2）宝宝在妈妈宫内可以因为感染发生胎死宫内;也可以在出生后出现新生儿败血症和中枢神经系统感染,严重时甚至死亡,存活者可因炎症损伤导致神经系统后遗症。

所以推荐对所有孕 35~37 周的孕妈妈进行 GBS 筛查。一旦 GBS 筛查结果为阳性,或以前有新生儿 GBS 病史,或此次孕期患有 GBS 菌尿的孕妈妈,在发生胎膜早破或进入产程后,需要针对 GBS 预防性使用抗生素。研究发现,静脉使用抗生素 2 小时后阴道 GBS 菌落计数明显减少,使用 4 小时后预防效果更佳。GBS 筛查有效期为 5 周,如果 GBS 阴性者超过 5 周还没有分娩,需要重复筛查。

（翁剑蓉）

32. 孕期牙龈肿胀怎么办

孕期牙龈肿胀,可能是牙龈炎。据估计约有 50% 的孕妇会罹患妊娠期牙龈炎。妊娠期牙龈肿胀可从怀孕第 3 个月开始,至第 8 个月到达巅峰。怀孕期间雌、孕激素增多、部分孕妇爱吃甜食、不爱运动,容易出现牙龈炎及其他口腔问题。孕妇上火引起的牙龈肿胀不仅疼痛,还会由于发肿而感觉到牙齿发痒,甚至还伴随出现牙龈炎、牙龈严重肥大的症状,如果这时候牙龈已经长脓了,用含有百分之一过氧化氢的生理盐水漱口清洁以减少刺激牙龈,可以用淡盐水漱口消炎止痛,并且还可以起到杀菌消毒的效果。但是随着医学的发展,目前已经研制出来一些孕妇专用的产品,如果已经出现头痛、口鼻长疮、两眼发肿等严重现象,一定要及时到医院就诊,吃一些既可以安胎又可以清热降火的孕妇专用产品。

妊期大部分牙龈问题都可通过清洁牙齿得到改善。因此,注意口腔卫生不容忽视。孕期一定要做到早晚刷牙,饭后漱口,避免食物残渣在口内发酵产酸。妊娠期恶心、呕吐的孕妇更应注意清除存留在口内的酸性物质,以抑制口腔细菌的生长繁殖,必要时还可口服维生素 C 片。不要吃辛辣刺激的食物,不要吃太多甜食。平时多饮水,多喝牛奶,多吃富含维生素 C 的水果和蔬菜。适当增加体育锻炼,增强机体免疫力。

(刘雯彧)

33. 孕晚期如何保证睡眠

(1)正确的睡姿:孕晚期最佳睡姿是左侧卧位,但并不意味着孕妈妈要整晚都保持此睡姿睡觉,可以适当地左右侧卧位交替。

(2)良好的室内环境:适宜的室内温度为 17~23℃,适宜的室内湿度为 40%~60%,还可配合使用室内空气净化器,经常进行室内空气净化和消毒。

(3)舒适的卧具,并注意枕头松软,高低适宜。

(4)晚餐不能吃得太饱,也不能饮水太多,睡前喝一杯牛奶。

(5)睡前沐浴和泡脚,多听一些轻松舒缓的音乐。

(6)适量运动:运动要在睡前三小时之前结束。

(7)保持规律的生活作息,建议孕妇每天晚上 10 点前就寝,睡足8~9 个小时。尤其是晚上 11 点到次日凌晨 4 点这段时间内,一定要保证最佳的睡眠质量。

(8)适当垫高脚部:帮助血液回流,改善脚部水肿,减轻不适,更快进入睡眠。

（9）积极预防和治疗霉菌性阴道炎等疾病：1/3 的孕妇不同程度患有霉菌性阴道炎，可导致剧烈的外阴瘙痒和阴道分泌物增多，尤其夜深人静的时候，瘙痒更加剧烈。

如果孕妇在孕期出现持续性的睡眠质量异常，一定要及时找到原因。很多情况下孕妇都会因为心理因素而使自身的睡眠情况受到影响，所以对孕妇的心理做好及时有效的调节护理工作，对孕妇健康非常重要。

（刘雯彧）

34. 孕期可以体育锻炼吗

最近一名孕 8 个月的孕妇参加马拉松并完成了比赛的报道让很多人都非常惊讶，因为传统的观点是孕期尽量不要运动，防止流产、早产。那么，孕期能不能进行体育锻炼呢？其实，孕期是可以进行体育锻炼的。

总的来说，体育锻炼对孕妇和胎儿都是有利的。对于孕妇，可以增强身体素质，控制孕期体重增长，减少腰背部酸胀，缩短产程，降低剖宫产率，促进产后恢复，减少盆腔器官脱垂，预防妊娠糖尿病和妊娠高血压等，还能减少孕期焦虑、降低产后抑郁的发生率，提高孕妈妈妊娠幸福感。对于胎儿，有研究发现运动能刺激脑神经发育，婴儿在出生后有更强的语言能力。

但是，存在下列问题的孕妇进行体育锻炼可能会加重原有疾病，因此不建议进行体育锻炼，包括：多胎妊娠、先兆早产、前置胎盘、心血管疾病、子宫颈功能不全、慢性支气管炎、妊娠高血压、先兆子痫等。

孕期的一些生理改变比如重心前移、控制能力下降、韧带松弛等，会增加孕期体育锻炼的风险。因此，孕期孕妇应尽量避免一些运动，包括高强度长时间锻炼、卷腹、仰卧起坐、平板支撑等对腹部或盆底肌肉有影响的运动，以及有跌倒风险的危险运动等，最好在产科医生的指导建议下进行体育锻炼。

孕期的适当体育锻炼也是治疗一些妊娠相关疾病的重要方法。对于妊娠糖尿病患者，建议饮食和运动控制血糖，在每日餐后进行适量中等强度的体育锻炼。对于肥胖患者，适量的体育锻炼能控制体重增加，降低血脂，降低妊娠高血压风险。体育锻炼还能减少血栓高风险患者发生深静脉栓塞的风险。

孕期体育锻炼还没有相关的指南，但仍建议进行适量的体育锻炼。

（甘旭培）

35. 什么时间应到医院去分娩

经过辛苦但幸福的十月怀胎，终于到了足月待产的孕周了，那么，什么时候应该去医院分娩呢？在产科的门急诊，经常有孕妇跑过来和医生说肚子疼，为什么还没有生，是不是需要住院等待。

对于所有的孕妇，不能经阴道分娩者应该根据产科医生的建议在适当的孕周住院行剖宫产；能够阴道分娩者在出现产兆，即阴道见红伴规律性腹痛时应该立即去医院就诊。在孕34周前需要保胎，孕34周后顺其自然，根据产妇情况选择急诊剖宫产或阴道分娩。

对于没有异常的产妇，足月后有产兆需要立即入院等待分娩，如果孕41周还没有产兆，就需要住院引产；有妊娠并发症或合并症的孕妇，在孕40周还没有产兆，也需要去医院引产。经产妇的分娩过程十分迅速，在出现不规则腹痛或阴道见红时就应该立即住院。胎膜早破的孕妇存在脐带脱垂、产程进展迅速的风险，应该使用救护车转运尽快就诊。如果是瘢痕子宫，根据产科医生的评估可以阴道试产的孕妇在有产兆的时候应该立即住院，没有产兆者在孕39周时住院引产。

如果产检时医生没有告知孕妇何时住院，也不需要焦虑，耐心等待，每周定时去产检，行胎心监测，了解宝宝在子宫内的状态。同时，充足的睡眠、合理的营养、适量的运动是必要的产前准备，有利于分娩的进行。希望每个孕妇在经过充分的准备后能够顺利分娩。

（甘旭培）

36. 什么是产程

WHO 在 1997 年将正常分娩定义为："自然发动,且从临产发动开始贯穿整个分娩过程的风险均较低;在妊娠 37~42 周,婴儿以头位自然娩出;分娩后母婴状态良好",分娩的全过程即为产程,是从出现规律宫缩到胎儿胎盘娩出的全过程,分为三个产程。

第一产程:从产程发动至宫口开全。产妇会有以下表现:①规律宫缩:产妇会感觉到有疼痛的子宫收缩,俗称"阵痛"。开始时宫缩持续时间较短(约 30 秒)且弱,间歇期较长(5~6 分钟),随着产程进展,宫缩的间歇期变短,持续时间可到 1 分钟或更长。②宫口扩张:是规律宫缩的结果,也被有些产妇描述为开几指,可以通过阴道检查确定扩张程度。③胎头下降:胎头下降的程度是决定是否能阴道分娩的重要指标。④胎膜破裂:简称破膜,是羊膜腔内压力达到一定程度时,胎膜自然破裂,一般发生在宫口开全的时候。

第二产程:从宫口开全至胎儿娩出。当胎头降到骨盆出口压迫盆底组织时,产妇会感觉有排便感,不自主向下用力。此时产妇需要配合助产人员使用腹压屏气用力,准备迎接新生命的到来。胎儿娩出后与助产人员进行核对后,放置在产妇胸腹部进行早接触。

第三产程:从胎儿娩出至胎盘娩出。在这个阶段,产妇疼痛感降低,不需要配合用力,助产人员进行新生儿处理(清理呼吸道、脐带结扎、称体重等)及协助胎盘娩出。

（范宽华）

37. 产程中如何配合医生

在面临伴随子宫收缩疼痛、不知何时能结束的分娩历程时,产妇能做些什么让自己更好地应对分娩呢? 分娩需要经历三个阶段的产程,第一产程又称宫颈扩张期,是临产开始到宫口完全扩张为止;第二产程称为胎儿娩出期,是宫口开全到胎儿娩出的全过程;第三产程为胎盘娩出期,是胎盘剥离和娩出的全过程。

第一产程耗时最长，从规律宫缩到宫口开全，初产妇需要 11~12 小时，经产妇也要 6~8 小时，在这个阶段产妇一定要有信心，不要着急，可以进食些易消化食物，摄取充足的能量，保存好体力和精力，为下一阶段分娩冲刺做好充足的准备。如果宫缩不强且未破膜时，可以在室内走动，有助于加速产程进展。第一产程中可能会出现宫口未开全者伴有强烈的排便感，切记不要过早用力，可以配合进行体位的调整缓解不适。如有分娩镇痛的需求，可以和医生助产士沟通使用。

第二产程是分娩的冲刺期，胎儿用自己的方式通过骨盆来到产道，产妇可以跟着自己的感觉配合用力，正确使用腹压，双足蹬在产床上，两手握产床把手，宫缩来临时，深吸气屏足劲，喉咙处不用发声，如排便样向下屏气增加腹压，宫缩间歇时，产妇呼气并全身肌肉放松。反复屏气加速产程进展。

第三产程胎儿娩出后，产妇会略感放松，疼痛感觉减少，可以随时抚摸、拥抱宝宝，进行亲密的肌肤早接触，是建立第一次母乳喂养的最好机会，此过程保持情绪平稳，等候胎盘娩出。

（范宽华）

38. 引产和自然发动，哪个好

剖宫产并发症的出现，使得安全的自然分娩愈发为临床所重视。催引产已经成为产科处理高危妊娠，降低剖宫产率，促进自然分娩的主要临床手段，主要指产妇不能自行临产而人为诱发规律性宫缩至分娩的过程，是人为干预引起的产程发动。不同催引产方法临床效果不同，安全性也不同。关注有效性的同时，安全性也尤为重要。如何选择适宜的促宫颈成熟和引产方法，关系到引产成功率和母儿安全。目前的引产方法主要包括：①促宫颈成熟，引产成功与否，除胎儿大小及母体骨盆情况等先决条件外，还取决于宫颈成熟度，包括前列腺素类药、地诺前列酮、机械性宫颈扩张。②催引产，包括缩宫素与人工破膜。全球产科医生均在为降低剖宫产率而努力，成功引产在降低剖宫产率,促进自然分娩中意义重大。

对于有妊娠合并症及并发症的高危妊娠选择计划分娩,适时引产有利于保证母婴双方的健康和安全,已被广泛认可,但是对于正常的足月妊娠目前还存在不同的主张。一是遵从自然规律。正常分娩的发动具有非常复杂的生理机制,需要母体内分泌和免疫状态、胎儿发育、子宫机械和生化状态、胎盘功能等各个方面的共同作用,人为干预很难达到天然的理想状态,容易给母婴造成不利影响,应尽可能避免盲目引产。二是合理运用医学技术。对于正常的足月妊娠由于社会性因素,如为了满足孕妇及家属要求、减少孕妇来回奔波等各种原因,确需择期引产的,应做到:①仔细询问妊娠史结合 B 超和化验检查,认真核定胎儿大小、成熟度和胎盘功能,防止医源性早产;②合理使用引产药物,严密观察产程,加强胎儿监护;③积极做好抢救产后出血和新生儿窒息的准备。

（范宽华）

39. 除药物外产程中还有哪些减痛的方法

非药物性镇痛方法包括多种技术,这些方法不仅可降低躯体的疼痛感,还可通过强化对心理 - 情绪和精神方面的治疗尝试减少心理痛苦。镇痛目标是将疼痛感保持在可控范围内,而不是消除疼痛。根据医院所配备资源不同,可以有以下几类非药物镇痛方法。

（1）分娩球:临产中使用分娩球（健身球或理疗球）可以促进躯干和盆底的放松,还可以缓解一定的疼痛,同时允许产妇自由活动并亲自控制干预措施。当采用坐位时,分娩球可向会阴施加无痛性压力,这种压力可在脊髓水平阻断一部分伤害性信息,从而减轻疼痛感。产妇也可以呈站姿或跪姿,上半身靠着分娩球,以获得舒适支撑。分娩球使用简便,可与其他提高舒适感的干预措施一起使用（如镇痛药、热水浴）。

（2）Lamaze 呼吸法:Lamaze 呼吸被认为是为分娩准备的标志,也被称为心理预防式的分娩准备法。这种方法是通过对神经肌肉控制、产前体操及呼吸技巧训练的学习过程,有效地让产妇在分娩时将注意力集中在对自己的呼吸控制上,减轻对疼痛的感知,适度放松肌肉,能够充满信心在产痛和分娩过程中保持镇定,达到加快产程并让胎儿顺利娩出的目的。有意识地呼吸和放松,特别是与其他使产妇舒适的策略相结合,可以帮助产妇避免不必要的医疗干预,并安全、健康地分娩,但其不能消除分娩疼痛。

(3)外周神经和肌肉刺激器(俗称导乐仪)镇痛法:神经和肌肉刺激器是通过与患者直接接触的电极,使用电流给患者神经肌肉的疾病诊断和/或治疗用的设备,是无创伤分娩镇痛设备,通过神经及穴位镇痛的原理,阻断来自子宫和产道的中枢神经信息传导通路,诱发阿片类递质释放,以缓解疼痛,加速局部淋巴和血液循环,以缓解炎症,达到分娩镇痛效果。优点:镇痛效果良好,对产程、产力、胎儿无影响,产妇主观能动地参与分娩过程,使满足阴道分娩条件的产妇更乐于选择阴道分娩方式,降低剖宫产率。

(范宽华)

第五章　产褥期（分娩后到分娩后 42 天）

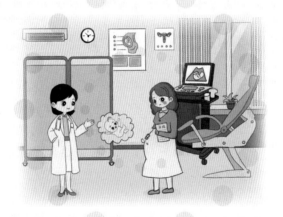

1. 什么是月子病

月子病是民间的说法,中国自古有产后坐月子的传统,而西医没有月子病的说法,但其与西医中有些疾病是相通的。月子病是指妇女在生产(包括小产)之后一个月内所受到的外感或内伤而引起的疾患,在月子里没有治愈而留下的病症,一般指孕妇在怀孕、分娩及产后期,因为一些生活习惯和生活方式(如饮食或运动)及习俗导致的一些健康问题,比如产后脱发、腰痛、头痛及尿失禁等问题。

产妇在生产后需要 6~8 周才能恢复正常的身体状态,这段时间就是产褥期,传统的坐月子只是产褥期的前 30 天,在这段时间内,产妇的身体发生很大变化,产妇乳房泌乳,子宫复原,切口愈合,孕期增加的体液在产后通过排尿、排汗的方式排出,此期间调理不当,就有可能产生月子病。

在中国传统中,产妇坐月子期间是不能洗头洗澡的,因为中医认为妇女在月子里身体气血虚弱,内外空虚,如若不小心风寒入侵,易引起月子病。月子病常见的症状有怕冷、怕吹风、出虚汗、关节疼痛、腰酸、头痛等,因此有月子病的患者经常穿得比常人更多,更厚。有些人为了避免引起月子病,在坐月子期间,不洗漱,穿厚衣服避免着凉,甚至有产妇夏天"捂月子",最后导致产妇中暑,送医抢救。但这些都是不科学的,随着现代生活水平的提高,洗漱期间已经不那么容易着凉了,在洗漱结束后可以用吹风机吹干头发,打开空调,保持浴室内外温度一致即可,同时定期洗漱有助于避免伤口发炎感染。产妇也不应该"捂月子",产妇坐月子期间,可以开空调、风扇,避免出风对着产妇直吹,室温保持 26℃左右即可。

因此，月子中应注意多休息，适当活动，合理饮食，注意不要出汗着凉，不要过度疲劳，不能用凉水洗漱。

（吴婷婷　潘佳蔚）

2. 剖宫产后有哪些注意事项

（1）剖宫产术后，随着麻药作用的逐渐消失，产妇会感觉到疼痛，这时的痛既有伤口的疼，又有子宫收缩的痛，很多产妇此时都需要止痛。现在术后常规都会使用镇痛泵。

（2）一般伤口疼痛会在术后第一天开始减轻，3天后会有明显好转。

（3）剖宫产时会留置导尿，产妇应在拔除导尿管后，多饮水，促进排尿，保持排尿通畅，降低尿路感染的风险，避免小便解不出或解尿淋漓不净的现象发生。

（4）常规在临床因麻醉原因，要求产妇去枕平卧6小时，在此期间家属可为产妇多揉捏腿部，帮助其血液循环，6小时后应多翻身，在此基础上尽早下床活动，以促进肠蠕动功能恢复，同时减少术后盆腔内脏器的粘连，减少静脉血栓发生的可能性。

（5）目前要求剖宫产术后6小时开始进食流质，如米汤、藕粉之类，禁食牛奶、豆浆、含大量蔗糖等产气食物；待产妇排气之后，进食稀粥、汤面、馄饨之类的半流质，如此进食1~2天若无不适，可进食普食，此时可以进食些新鲜蔬菜水果、鸡蛋、鱼肉等高蛋白质、高维生素的食物，利于伤口愈合，增加产妇免疫力，多喝鱼汤、肉汤，促进乳汁产生。

（6）剖宫产术后应关注产妇的宫底恶露情况，产后1~4天恶露的颜色应该是鲜红色，与月经量相似，或稍多于月经量；产后4~6天逐渐变为粉红色，且量减少；一周后变成黄白色。产后第1天宫底略至脐平，之后每天下降1~2横指，产后7天可于耻骨联合上2~3横指处触及宫底，10天后降入骨盆腔。

（7）剖宫产后无特殊一般伤口在7~10天能愈合，此时可以淋浴并及时擦干水分，若担心影响伤口，可在产后2周左右，伤口结疤再行淋浴。若伤口出现红肿疼痛等症状,应立即就医。

(8)产妇剖宫产后一定要注意避孕工作,如果想要再次怀孕,最好在术后两年,因为子宫的切口愈合和妈妈身体恢复需要时间,过早怀孕在孕晚期容易引发子宫破裂,对妈妈及宝宝造成严重生命威胁。

(张 娟 吴婷婷)

3. 阴道分娩后有哪些注意事项

产妇经历过阴道分娩后通常需要注意以下几方面问题:

(1)产后出血:羊水过多、巨大胎儿、前置胎盘、产程过长、产妇合并血液系统疾病等因素都可能引起产后出血,产妇可通过收集卫生垫、观察恶露颜色、称重等方式监测恶露量,警惕产后出血。

(2)会阴红、肿、痛:经阴道分娩者不可避免出现会阴的损伤,严重者引起会阴水肿,此时产妇不能因为害羞而讳疾忌医,必要时需药物湿敷以达到消肿目的;同时产后阴道分泌物增多也是正常现象,主要为孕妇分娩后,子宫蜕膜脱落,从阴道排出的坏死蜕膜和血性液体。因此,为了防止细菌感染,产妇应勤更换内衣裤及卫生巾,及时清理恶露,注意保持外阴清洁。

(3)疲劳、出汗:分娩是一个很耗体力的过程,分娩之后要加强休息,适当补充营养,可进食牛奶、鸡蛋、鱼肉等,同时还要补充一些新鲜蔬菜,多吃维生素含量丰富且热量低的食物。产后容易出汗,应及时更换干净的衣物,保持房间通风及适宜的温湿度。

(4)排尿困难、排便困难:产妇分娩后腹壁松弛,膀胱对尿液充盈的敏感性降低,膀胱张力降低,无法感受到尿意,不能自主排尿;部分产妇无法耐受会阴侧切术后的疼痛,不敢用力排尿,也会影响排尿情况。出现以上情况可适当按摩膀胱、用热毛巾热敷膀胱部、下推按压膀胱底部、开启水龙头让产妇听流水声、用温水冲洗尿道外口等促使产妇排尿。

此外,适当开展提肛运动。有规律地在吸气时用力紧缩肛门,在呼气时自然放松肛门,可以改善局部血液循环,预防痔疮;产妇在起床或者临睡前做几分钟提肛运动可有效防治便秘。

（潘佳蔚 贾洁艳）

4. 重视产后出血

产后出血是分娩期严重的并发症,主要表现为产后阴道大量流血,严重者可发生出血性休克、严重贫血,如头晕、面色苍白等症状。我国产后出血的发病率占分娩总数的 2%~3%,但由于测量和收集出血量的主观因素较大,实际发病率更高,近年来一直是引起孕产妇死亡的首要原因,特别是在边远落后地区,情况更加突出。

在宝宝出生后 24 小时内,经阴道分娩的产妇出血量 ≥ 500ml、经剖宫产分娩的产妇出血量 ≥ 1 000ml 即为产后出血。晚期产后出血是指宝宝出生 24 小时以后,在产褥期内发生的出血,多见于产后 1~2 周。产后出血多发生在宝宝娩出后 2 小时内,可发生在胎盘娩出之前、之后或前后兼有。

产后出血一般包括以下 4 个原因:

(1) 子宫收缩乏力:是最常见的原因,占产后出血的 70%。相关因素包括:①全身因素:产妇在分娩时极度紧张致使临产后使用镇静剂及麻醉剂;②产程因素:产程过长或过快;③羊水过多、巨大胎儿、多胎妊娠、子痫前期(重度)、严重贫血、宫腔感染、多次分娩等;④子宫因素:子宫畸形或子宫肌瘤亦会在产后影响子宫收缩。

(2) 胎盘因素:大约占产后出血的 20%,包括胎盘滞留、胎盘粘连或植入胎盘部分残留影响子宫收缩而导致产后出血。

(3) 软产道裂伤:包括会阴、阴道、宫颈及子宫下段裂伤。

(4) 凝血功能障碍:原发与继发的凝血功能障碍亦会引起产后出血等。医务人员非常重视产后 2 小时内监护产妇生命体征的变化,密切观察子宫收缩情况,定时按压子宫,避免出血聚集在宫腔内;并且对产妇的产褥垫进行定时称重计算失血量,而不是简单地靠目测估计失血量。

各类血肿是内出血的表现容易受到忽视，如产道裂伤形成的会阴深部血肿等，所以当产妇在产后出现肛门坠胀排便感时要及时告知医务人员，通常较小的血肿能够自行吸收，如果血肿严重则需要进行手术引流。

（周王琪　潘佳蔚）

5. 巨大胎儿的原因是什么

巨大胎儿是指新生儿出生体重 ≥ 4 000g，国内巨大胎儿发生率约为 7%，会增加剖宫产率、产妇产道损伤、产后出血率，同时亦引起肩难产、新生儿窒息、神经损伤等，对产妇及宝宝的健康和预后有较大影响。因此应该纠正"宝宝越大越好"的观念。引起巨大胎儿的原因包括糖尿病妈妈、父母肥胖、孕期增重超标、经产妇、过期妊娠（42 周还未分娩）、高龄孕妇（年龄 ≥ 35 岁）、胎儿性别（男胎概率高于女胎）、之前分娩过巨大胎儿、遗传因素、种族和环境等。

（1）糖尿病妈妈：糖尿病是巨大胎儿的常见原因，无论是糖尿病合并妊娠，还是妊娠糖尿病，巨大胎儿的发病率均明显升高。糖尿病导致巨大胎儿的发生机制目前还没有得到完全统一的答案，但有研究认为是由于妊娠的糖代谢异常导致高血糖经过胎盘进入胎儿体内，从而使胎儿产生高胰岛素血症，进而使胎儿合成代谢增加，促进胎儿宫内生长过度，形成巨大胎儿。

（2）肥胖：肥胖是独立于糖尿病的另一重要因素，肥胖孕妇的巨大胎儿发生率明显升高，且在肥胖的糖尿病孕妇中，巨大胎儿的发病率又进一步升高。

（3）过期妊娠：过期妊娠是指达到或超过 42 周尚未分娩的妊娠。过期妊娠巨大胎儿的发生率明显大于足月妊娠。过期妊娠若胎盘功能正常则胎儿会继续生长，其体重会跟随孕龄增长而增长，从而形成巨大胎儿，加上胎儿颅骨钙化明显，胎头可塑性差，会增加难产概率；若胎盘功能不足则易发生新生儿窒息。

（4）孕妇自身营养过剩：孕妇摄取较多的高蛋白、高脂肪、高糖类食物,易使母体体重增加、血糖升高从而促使胎儿宫内生长发育过度,体重增加过多,造成巨大胎儿。

(5)遗传因素:父母双方身材都比较高大,受遗传基因影响,胎儿也会发育得十分茁壮,出现巨大胎儿。

（张娟　诸艳）

6. 产后有哪些保健要点

(1)居住环境:居住房间要舒适怡人,每天定时开窗换气。天气过于炎热时,可用空调降室温,但切不可把温度降得过低(一般26℃左右为宜),避免伤风感冒,且避免出风直吹产妇及宝宝。产妇的穿着应随气候及居住环境的温度、湿度变化进行调整。

(2)充足休息:除了夜间8~9个小时的睡眠,日间也应安排2个小时午睡。家人协同照顾孩子和产妇,给予产妇更多的休息时间,同时应减少探访人员,以免污染空气和影响产妇休息。产妇本人亦要少玩手机,主动寻求休息时间。

(3)观察产后恶露情况:产后应留意是否有异常恶露出现,如产后第3周仍有血性恶露淋漓不止,或恶露有异常气味等均应及时就医。

(4)产妇注意保持皮肤清洁舒适,勤擦身,宜淋浴,勤换内衣裤,产后6周内避免盆浴。产后做好会阴部卫生,每天擦洗会阴至少2次,大便后加洗1次,做好会阴部卫生可有效避免生殖道炎症的发生。

(5)适当活动:顺产又无异常情况者可在产后试着慢慢下床走动,以不疲劳为宜,但避免长时间下蹲、站立,同时注意家人的陪伴,避免虚弱摔跤跌倒。剖宫产患者术后6小时也应开始在床上翻身活动,拔尿管后应在家人搀扶下尽早下床活动。

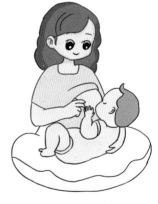

母乳喂养

（6）产后检查：产后 6 周回医院复诊，检查项目包括盆底检查、妇科检查、体重检查、乳房检查、腹部检查、血尿常规等。产后检查可及时发现产妇的多种异常情况。42 天健康检查无异常可恢复性生活但要注意避孕且要注意性卫生，预防生殖道感染。如果产妇有侧切伤口疼痛、产褥感染、产后出血或产后抑郁等，应推迟性生活时间。

（7）保持心情舒畅，争取家庭成员尤其是丈夫的关爱，向亲朋好友倾诉心中的积郁与不快，防止抑郁症发生。如果出现心理问题，须及时就医。

（8）合理科学地进行产后营养补充，可以帮助产妇恢复体力，保证母乳营养，促进宝宝生长发育。

（诸 艳 刘明敏）

7. 产后乳汁少的原因有哪些

宝宝出生后，产妇大脑会产生泌乳素，刺激乳房的乳腺细胞合成乳汁，再通过婴儿吮吸，从乳腺管分泌出来。这个过程的任何一个环节出现问题，都会影响乳汁的产生。

（1）产妇的心理、情绪：随着现代生活节奏的加快，生活环境的紧张、人际关系的繁杂，产妇生产之后会产生极大的情绪波动，如烦躁、惊喜、忧愁、郁怒等，而这些情绪可能通过大脑皮层影响垂体的活动，从而抑制催乳素的分泌，导致奶水不足。加之新手妈妈认知不足，导致缺乏母乳信心，这些怀疑和焦虑影响乳汁分泌的质和量。此时，家属特别是丈夫应多关心产妇，对其进行心理疏导，缓解和消除产妇的抑郁和焦虑情绪，使产妇心情保持愉快。同时提醒产妇与婴儿进行同步休息，确保充足的睡眠时间和睡眠质量，对促进产妇分泌乳汁有一定的积极作用。

（2）产妇营养状态不佳：并不是营养不足，而是营养单一。产后如果进食素食或过于油腻的食物都不利于乳汁分泌。产妇应进食易消化、清淡、富含优质蛋白的食物，并适当补充水分。

（3）吮吸的刺激不够以及母乳喂养方式不当：婴儿出生后要早吮

吸,早接触,刺激大脑产生泌乳素;并且充分吮吸,排空乳房,可防止涨奶。涨奶后或婴儿饥饿时要及时哺乳,避免间隔时间过长。注意两侧乳房交替哺乳,每次喂奶时间大致保持每侧10分钟,这样能让婴儿吃到乳房后半部存储的后奶,后奶脂肪含量多,热能是前奶的2倍。如果不能哺乳,一定要将乳房内的乳汁排空,日后才能继续正常地分泌乳汁。

(4)产妇本身有其他疾病,如胃肠道疾病,影响营养的吸收;或乳腺发育异常等也可能导致乳汁变少。

当产妇发现乳汁少,要先明确原因,才能找到解决问题的方法。

(刘明敏　李秋红)

8. 防止发生产后血管堵塞(深静脉血栓形成)

孕妈妈分娩后,医生会不停地嘱咐多动腿,多走动,防止产后发生血管堵塞,产生深静脉栓塞,导致生命危险。

深静脉栓塞症(VTE)包括深静脉血栓形成(DVT)和肺栓塞(PE)。深静脉血栓形成是指血液在深静脉内异常凝结引起的静脉回流障碍,常发生在下肢,少见于肠系膜静脉、上肢静脉,若形成的栓子脱落流动至肺动脉会导致肺栓塞,是孕妇产后死亡的一个重要因素。近几年,随着二孩、三孩政策的放开和人们生活习惯的改变,高龄、肥胖和妊娠相关疾病增加,VTE的发病率明显升高,危及孕产妇生命。

在孕期及产褥期血液处于高凝状态,产褥期间的卧床、缺乏运动,同时摄入高油高脂的食物,导致产妇发生VTE的风险明显高于正常人。因此预防VTE发生尤为重要。首先,要改变产褥期生活方式,孕妇可以进行适量运动,避免长时间卧床或制动,规律开展产后恢复运动;其次,合理膳食,补充营养,多饮水,防止血液浓缩。

在产后,医生会对产妇VTE的风险进行评估。对低危孕妇,鼓励多活动,使用防血栓弹力袜和气压泵来预防;对高危产妇,在进行相同预防措施的基础上使用低分子肝素皮下注射预防VTE。

产妇应积极遵从产科医生的建议，产后尽早下床活动，不能下床时可以活动腿部，进行足背屈运动，产褥期避免长时间卧床，注意会阴部卫生，预防产褥期感染，这些积极的措施能够明显降低 VTE 的发生。

（甘旭培）

9. 如何防止产后中暑

在传统观念中，坐月子期间不能受风，所以常常紧闭门窗，产妇深居简出，往往会发生产后中暑，轻者面色潮红、胸闷、恶心、四肢无力，严重者会出现高热、神志不清、抽搐、昏迷、休克等严重的危及生命的症状。因此需要重视并预防产后中暑。

产妇在妊娠期间因生理原因会水钠潴留，导致产褥期大量出汗排尿，将身体里多余的水排出去。但当外界温度超过35℃，同时紧闭门窗致空气不流通时，产妇出汗无法及时蒸发，无法通过出汗散热，引起体温调节异常，出现中暑症状。部分产妇可以自行缓解，部分会出现严重症状，需要去医院就诊。

了解产后中暑的原因后就需要在坐月子期间预防产后中暑。首先，错误的传统观点应该放弃，产后可以住在通风、凉爽、舒适的卧室中，可以使用电风扇和空调，室温维持在26℃左右，这个温度也是婴儿的最适合温度。其次，产妇可以多学习产褥期的卫生生理知识，也不需要穿着厚重的衣物，多饮水，可以多饮淡盐水，合理营养，多食用含优质蛋白的食物。适量的体育锻炼不仅能够增强产妇素质，提高抵抗力，减少产后中暑，还可以预防盆底肌的松弛。个人的生活卫生也非常重要，大量出汗后勤洗澡，注意清洁会阴部，预防乳汁淤积引起乳腺炎。愉悦的心情可以减少焦虑，帮助睡眠，充足的睡眠也能增强抵抗力。

产妇不是病患，不需要按照重病照顾，正常的生活就是最好的预防产后中暑的方式。

（甘旭培）

10. 什么是产褥病率

产褥病率是指在产后 1 天到产后 10 天，每天使用口测体温计测体温 4 次，间隔时间大于 4 小时，有 2 次体温 ≥ 38℃。

产褥病率的原因十分广泛，不仅仅是产褥感染，还包括生殖道等意外感染，比如急性乳腺炎、上呼吸道感染、泌尿系统感染、消化系统感染等。

多数的产褥病率不需要治疗，依靠产妇自身的免疫力可以自愈，少部分随着疾病的加重，会出现发热、寒战、四肢无力等感染症状，还会出现感染部位的典型体征，如上呼吸道感染导致的咳嗽、咳痰，消化道感染导致的腹痛、腹泻等，需要抗感染治疗。

产褥病率是一种比较简便的自我监测方式，可以让产妇和家属及时发现可能的感染。当监测符合产褥病率诊断时，需要对全身进行一次测评，找到可能的原因。对于呼吸道感染，明确有无鼻塞、流涕、咽部异物感等症状；对于消化道，明确有无腹胀、不排气、腹部痉挛疼痛症状；对于泌尿道感染，有无尿频、尿急、尿痛症状，有无腰酸，既往有无泌尿道的结石；对于生殖道感染，恶露多不多，有没有异味臭味，有没有下腹酸胀疼痛；对于乳腺炎，有没有乳房的红肿、胀痛。当然，还有其他一些异常需要产妇自己去排除，找到原因后及时就诊治疗。

产褥病率还与生活方式密切相关。传统的中国妇女，要求产褥期居住于密闭室内，温暖湿热不通气的环境是细菌繁殖的温床，大量繁殖的细菌很容易导致感染。所以，要废除这种陋习，居住环境要通风、温暖、干燥，注意自身卫生，合理营养、充足睡眠、适量运动都是减少产褥病率的有效方法。

（甘旭培）

11. 什么是产褥感染

产后发热最常见的原因之一是产褥感染，多数还伴有下腹部疼痛,有臭味的阴道分泌物,在确诊后要立即使用抗生素抗感染治疗,至少需要治疗一周。

正常的生殖道生理结构对病菌的入侵具有一定的抵抗作用,产后局部组织结构被破坏和损伤,加上产后虚弱,抵抗力下降和局部出血等原因,病原体侵入造成产褥感染。最常见的细菌有β溶血性链球菌、大肠杆菌和金黄色葡萄球菌,女性生殖道的支原体、衣原体感染也会导致感染。

产褥感染最常见的症状是发热、疼痛和异常恶露,常以产后2~3天突然出现高热为首发症状,可以是会阴、阴道、子宫颈、腹部切口、子宫切口的局部感染,也可以是急性子宫内膜炎、盆腔结缔组织炎、腹膜炎、脓毒血症等。

在抗感染治疗的同时还需要继续检查,明确是否存在局限的组织脓肿或胎盘胎膜残留。会阴或腹部伤口部位的局部脓肿可以切开引流,盆腔脓肿可以经腹部或经阴道穿刺引流,胎盘胎膜残留可以手术清除残留。

产褥感染最重要的还是预防。产妇应加强营养,补充维生素,补水,与产褥病率一样,也需要革除陋习,正常生活,适量锻炼,增强抵抗力。产后伤口部位的清洁卫生特别重要,每日排尿排便后使用清水清洁会阴,勤换卫生巾及内裤。腹部切口要保持干燥,大量出汗后及时晾干切口部位。在临产前、产褥期需要避免性生活。

（甘旭培）

12. 产后便秘如何缓解

孕期活动减少,胃肠蠕动降低以及饮食排便习惯改变,让多数的孕妇都会患便秘。便秘严重者,排便时用力屏气和长时间蹲坐会导致会阴部静脉回流障碍,引起会阴水肿,加重痔疮,还会诱发宫缩,导致流产、早产。

产褥期,传统观念要求少动、多坐多躺、多食精细食物,会加重产后便秘。因此,预防并缓解产后便秘非常重要。

首先,停止使用助通便的药物,培养良好的排便习惯,每日定时排便。结直肠活动在晨醒和餐后最为活跃,在晨起或餐后2小时内尝试排便效果最佳。排便时要集中注意力,不玩手机,减少外界干扰;每次排便时间不宜过长,建议不超过10分钟。排便不畅时可以多次排便,防止粪便在直肠内累积。长时间不能排便,可以使用芝麻油、石蜡油润滑肠道,也可以使用乳果糖软化粪便,协助排便。

其次,养成良好的饮食习惯,丰富的食物种类非常重要。日常增加食用粗纤维的食物,包括小米、玉米、燕麦等,多吃水果、蔬菜等富含膳食纤维的食物。还要多饮水,补充水分可以有效预防粪便干结。少食辛辣刺激性食物。

最后,产褥期的体育锻炼,可以促进肠蠕动,促进粪便向直肠运送。盆底肌的锻炼也能促进局部血液循环,促进直肠运动,协助排便。同时,治疗胃肠道及肛周的疾病,保持身心健康,建立正常的排便反射也是非常重要的。

（甘旭培）

13. 剖宫产伤口愈合不良包括哪些

剖宫产伤口恢复的情况是所有产妇都关心的问题,伤口愈合不良包括哪些呢?

剖宫产伤口包括腹部伤口和子宫伤口。腹部伤口肉眼可以直接观察,在产后短时间就可以发现,伤口愈合不良包括伤口感染、脂肪液化、开裂、愈合不佳。原因包括肥胖、多次剖宫产史、产时剖宫产、产后大出血、胎膜早破和手术时间过长等。出现腹部切口愈合不良时,应及时去除病因,经过切口切开引流、换药、二次缝合,保持切口干燥都能够及时愈合,不影响之后的生活。

子宫伤口愈合不良在产褥期常难以发现,多数表现为子宫憩室、子宫瘢痕处积液、菲薄、浆膜缺失。子宫憩室会导致月经异常,需要手术治疗。子宫瘢痕菲薄会增加再次妊娠分娩时子宫破裂风险。

产后的恢复也是剖宫产伤口愈合的重要影响因素。产后大量出汗,汗液刺激伤口,伤口部位湿润的环境滋生细菌,也会导致伤口愈合不良。还有部分产妇产后长期咳嗽,腹压增加影响愈合。贫血、营养不良、产褥感染等也会影响切口愈合的速度。了解产后恢复的重要作用后,更需要重视产后恢复,补铁、补充维生素,增加营养,良好的生活方式和适量的体育锻炼,增加抵抗力,增强身体素质等都能减少切口愈合不良的发生。

（甘旭培）

14. 产后恶露不尽

分娩后,随着子宫蜕膜的脱落,会有血液、坏死蜕膜等组织物经阴道排出,称为恶露。恶露有血腥味,但无臭味,可持续4~6周,总量为250~500ml。不同时间段恶露的颜色和内容物不通。产后3~4天内,恶露量较多,色鲜红,可伴有小血块。此后出血量逐渐减少,恶露颜色变淡,呈粉棕色,量变少,持续约10天。产后两周,恶露颜色变为黄白色,持续约3周。这是产后的正常生理变化。

如果超过上述时间仍有恶露排出,称为产后恶露不尽。产后恶露不尽可能和胎盘胎膜残留、宫腔感染、宫缩乏力有关。分娩时特别是顺产,因为子宫畸形、胎盘粘连、副胎盘等原因,可能导致部分胎盘或胎膜残留,继发反复的阴道流血以及恶露不尽。而产后卫生不洁或免疫力较低,可能导致宫腔感染,影响子宫恢复以及导致恶露不尽。宫缩乏力也会导致反复的阴道出血。

宝宝在吸吮乳头时,可以反射性地引起缩宫素分泌,促进子宫收缩以及恶露排出。建议产后如无身体原因,尽量母乳喂养。长期卧床也可能影响宫腔内恶露排出,产后建议每日适度活动。适当的按摩下腹部以及口服益母草等中药,也是促进恶露排出的手段。如果超过6周仍有恶露,或6周内恶露伴有严重臭味,建议立即至医院就诊,行超声以及相关血液、分泌物等检验,及时诊治。

（卢 聪）

15. 产后子宫缩复不良

正常子宫是一个前后略扁的倒置梨形，重50~70g，大小约为7cm×5cm×3cm，容量约5ml。在妊娠期，随着胎儿胎盘及羊水的形成，整个子宫持续增大，足月时子宫大小约为35cm×25cm×22cm，重约1 100g，容量约5 000ml。在胎儿胎盘娩出后，子宫逐渐恢复至未孕状态的过程称为子宫复旧。子宫复旧的过程主要包括宫体肌纤维缩复、子宫内膜再生、子宫血管变化、子宫下段及宫颈的复原，时间一般为6周。产后1周时，子宫重约为500g，产后2周约为300g，产后6周恢复至50~70g。

如果子宫在产后6周无法缩复到正常大小，则为子宫缩复不良。最主要的原因是子宫收缩乏力。产后子宫的大小恢复主要依靠子宫收缩，影响子宫收缩的原因有很多。多胎妊娠或羊水过多的产妇，因为子宫过度扩张，容易出现子宫收缩乏力。而非母乳喂养的产妇，因为缺少吸吮乳头带来的生理性反射，缩宫素分泌减少，影响子宫收缩。其他原因还包括子宫畸形、子宫肌瘤、长期卧床、宫内感染、胎盘胎膜残留等因素。

（卢 聪）

16. 产后抑郁

产后抑郁一般界定为产后一年内发生的一种心理行为异常，多在产后6周内首次发病。可表现为悲伤、沮丧、哭泣、情绪淡漠、孤独、恐惧、易怒等情绪改变，也可能表现为自责、生活能力下降、对生活缺乏信心、自暴自弃等，同时伴有头晕、乏力、食欲减退等躯体症状，严重者出现精神错乱或嗜睡状态，甚至有自杀倾向。

产后抑郁的发病机制目前并不明确，可能和多种因素相关。分娩后，体内的雌激素及孕激素迅速下降，可能引发产后抑郁。另外一些激素的变化，包括泌乳素、类固醇激素、甲状腺激素等，也可能和抑郁发生有关。除此之外，多巴胺及5-羟色胺等神经递质变化也可能和抑郁有关。遗传因素可能在发病中也起了作用，如果母亲或姐妹有过产后抑郁，则产妇出现产后抑郁的风险增加。除了生物学因素，环境、社会因素等干扰，心理因素的调整能力下降，对身心角色转换的不适应，都有可能诱发抑郁。

产后抑郁发生的危险因素包括：妊娠期或产后发生压力性生活事件、年龄 <25 岁、未婚状态、多胎妊娠、有精神疾病家族史、家庭暴力、意外妊娠、害怕分娩、孕期身体状况差、睡眠紊乱、妊娠不良结局等。如遇高危因素出现，应提高警惕，有相关症状出现时，及时就医。

治疗一般分为两种，心理治疗和药物治疗。考虑到药物可能对母婴产生的副作用，一线治疗首选心理治疗。

心理治疗的首要因素，做好宣传解释工作，让患者及家属都能正确对待疾病。产后抑郁的发病率为 13%~43%，不是一种羞于开口的"精神病"，更不是矫情造作，而是一种较为常见的疾病。一般通过心理咨询，解除致病的心理因素（如婚姻关系、对孩子性别过分关注、分娩中创伤、周围环境和人事关系不协调等）。心理治疗的关键是增强患者的自信心，提高患者的自我价值意识，根据患者的个性特征、心理状态、发病因素，给予个体化的心理疏导，尽量给患者提供无微不至的照顾和关心，帮助其适应产褥期生活和精神角色的转变。家人与好友，都可以给予相关心理的疏导与支持。

药物治疗，适用于心理治疗无效或较重的抑郁症患者。产褥期抗抑郁药的选择，应在专科医生指导下，以不影响母乳为最佳选择。如患者病情严重需要选用透过乳汁的抗抑郁药物，可考虑暂时停止母乳喂养。常见的抗抑郁药物包括 5- 羟色胺再吸收抑制剂（如盐酸帕罗西汀）和三环类抗抑郁药（如阿米替林）。

（卢　聪）

17. 产后什么时间应回医院复诊

产妇出院后，常规会有当地社区医疗保健人员在出院后 3 天、产后 14 天和产后 28 天分别进行 3 次产后访视，了解产妇及新生儿健康状况,包括产妇饮食、睡眠等一般情况,检查乳房,了解哺乳情况,观察子宫复旧及恶露,观察会阴切口、剖宫产腹部切口,了解产妇心理状况。产后42天产妇需同宝宝一起,到医院行全面的产后复查以及新生儿检查。

除了这些常规检查之外,产妇平时应留意自己身体的异常信号。如出现以下情况,建议至医院就诊。

(1)恶露异常:产后3~4天内,恶露量较多,色鲜红,可伴有小血块。此后出血量逐渐减少,恶露颜色变淡。如果在产褥期恶露突然增多,超过平时月经量,甚至一小时内浸透一片卫生巾,需至医院复诊。恶露为血腥味,如有恶臭,可能合并感染,需至医院复诊。

(2)体温异常:产后体质虚弱、贫血、卫生状况不佳等原因,导致产后容易发生感染。如遇体温升高,可能同时伴有乳房肿块及皮肤发红,或伴有下腹部疼痛、会阴疼痛,均需至医院复诊。

(3)血栓征象:孕产妇血液处于高凝状态,是血栓高发人群,产后应避免长期卧床。如遇一侧腿部肿胀疼痛,或突发胸闷、胸痛、呼吸困难、心慌心悸,需立即至医院就诊。

(4)抑郁征象:如发现自己莫名出现心情压抑、沮丧、焦虑、恐惧、易怒、不愿见人、难以抑制的流泪、厌食、睡眠障碍等情绪,及时至医院就诊。

(5)其他情况:产后还有可能出现排尿困难、尿频尿痛等泌尿症状,或伤口红肿流脓,或严重头痛、腹痛,均需到医院就诊。

(卢 聪)

18. 产后42天复诊查什么

从胎儿胎盘娩出至全身各器官(除外乳腺)恢复至正常未孕状态所需要的时间一般为6周,医学上称之为产褥期。因此在产后6周(即42天)应至医院行常规检查,检查内容一般包含以下几方面:

(1)一般情况:常规的体重、血压、脉搏等基本生命体征检查。

(2)体格检查:包括乳腺有无肿块,乳头有无皲裂或赘生物等,下肢有无浮肿或明显肿痛。

（3）常规化验：行血常规检查，评估贫血或感染等指标；行尿液分析，评估尿路感染等情况。

（4）合并症相关检查：对于孕期有相关内外科合并症的，均需要在42天进行相关的化验检查。如妊娠糖尿病患者，产后需复查口服糖耐量试验（OGTT），评估血糖恢复情况；妊娠期高血压疾病患者，根据当时病情严重程度，进行肝肾功能及尿液分析检查；妊娠期合并甲状腺异常、免疫系统疾病等，均需要行相关专科检查。

（5）妇科检查：包括会阴伤口或剖宫产伤口检查，妇科超声检查，分泌物检查。

（6）盆底检查：有条件的医院应进行盆底功能检查，及早进行盆底康复。

（7）情绪检查：通过简单的问题对答，判断产妇的情绪状况。如怀疑有产后抑郁状态，及时心理疏导，并转诊到心理科就诊。

（8）婴儿检查：婴儿应一同至新生儿门诊，行相关筛查。

（卢　聪）

参考文献

［1］ SAVA R I, MARCH K L, PEPINE C J. Hypertension in pregnancy: tTaking cues from pathophysiology for clinical practice [J]. Clin Cardiol, 2018, 41 (2): 220-227.

［2］ 陈维超. 全科医学综合防治干预应用于慢性高血压患者中的效果评价 [J]. 岭南急诊医学杂志, 2021, 26 (6): 651-653.

［3］ KASUM M, ORESKOVIC S, CEHIC E, et al. The role of female obesity on in vitro fertilization outcomes [J]. Gynecol Endocrinol, 2018, 34 (3): 184-188.

［4］ 张洪. 适龄生育, 不要错过女性生育的 "黄金" 年龄 [J]. 世界最新医学信息文摘 (连续型电子期刊), 2019, 19 (79): 158.

［5］ 蒋凌星, 朱大伟, 郑秀惠, 等. 早产预测的研究进展 [J]. 中国生育健康杂志, 2021, 32 (2): 194-197.

［6］ 中国医药教育协会临床合理用药专业委员会, 中国医疗保健国际交流促进会高血压分会, 中国妇幼保健协会围产营养与代谢专业委员会, 等. 中国临床合理补充叶酸多学科专家共识 [J]. 医药导报, 2021, 40 (1): 1-19.

［7］ Society of Maternal-Fetal Medicine Publications Committee. Electronic address p s o. SMFM Statement: Pharmacological treatment of gestational diabetes [J]. Am J Obstet Gynecol, 2018, 218 (5): B2-B4.

［8］ BROWN J, GRZESKOWIAK L, WILLIAMSON K, et al. Insulin for the treatment of women with gestational diabetes [J]. Cochrane Database Syst Rev, 2017 (11): CD012037.

［9］ BALSELLS M, GARCIA-PATTERSON A, SOLA I, et al. Glibenclamide, metformin, and insulin for the treatment of gestational diabetes: a systematic review and meta-analysis [J]. BMJ, 2015 (350): h102.

［10］ CASSINA M, DONA M, DI GIANANTONIO E, et al. First-trimester exposure to metformin and risk of birth defects: a systematic review and meta-analysis [J]. Hum Reprod Update, 2014, 20 (5): 656-669.

[11] DUKHOVNY S, VAN BENNEKOM C M, GAGNON D R, et al. Metformin in the first trimester and risks for specific birth defects in the National Birth Defects Prevention Study [J]. Birth Defects Res, 2018, 110 (7): 579-586.

[12] GIVEN J E, LOANE M, GARNE E, et al. Metformin exposure in first trimester of pregnancy and risk of all or specific congenital anomalies: exploratory case-control study [J]. BMJ, 2018 (361): k2477.

[13] WERNER E F, ROMANO M E, ROUSE D J, et al. Association of Gestational Diabetes Mellitus With Neonatal Respiratory Morbidity [J]. Obstet Gynecol, 2019, 133 (2): 349-353.

[14] VOUNZOULAKI E, KHUNTI K, ABNER S C, et al. Progression to type 2 diabetes in women with a known history of gestational diabetes: systematic review and meta-analysis [J]. BMJ, 2020 (369): m1361.

[15] GUNDERSON E P, HURSTON S R, NING X, et al. Lactation and pProgression to tType 2 dDiabetes mMellitus aAfter gGestational dDiabetes mMellitus: aA pProspective cCohort sStudy [J]. Ann Intern Med, 2015, 163 (12): 889-898.

[16] LEY S H, CHAVARRO J E, LI M, et al. Lactation dDuration and lLong-term rRisk for iIncident tType 2 dDiabetes in wWomen wWith a hHistory of gGestational dDiabetes mMellitus [J]. Diabetes Care, 2020, 43 (4): 793-798.

[17] GUNDERSON E P, LEWIS C E, LIN Y, et al. Lactation dDuration and pProgression to dDiabetes in wWomen aAcross the cChildbearing yYears: The 30-yYear CARDIA Study [J]. JAMA Intern Med, 2018, 178 (3): 328-337.

[18] HAMEL M S, KANNO L M, HAS P, et al. Intrapartum gGlucose mManagement in wWomen wWith gGestational dDiabetes mMellitus: aA rRandomized cControlled tTrial [J]. Obstet Gynecol, 2019, 133 (6): 1171-1177.

[19] BLUMER I, HADAR E, HADDEN D R, et al. Diabetes and pregnancy: an endocrine society clinical practice guideline [J]. J Clin Endocrinol Metab, 2013, 98 (11): 4227-4249.